Donna Reynolds

Der bipolare Spagat

Manisch-depressive Menschen verstehen

Das Hilfe-Buch einer Betroffenen für Freunde und Angehörige

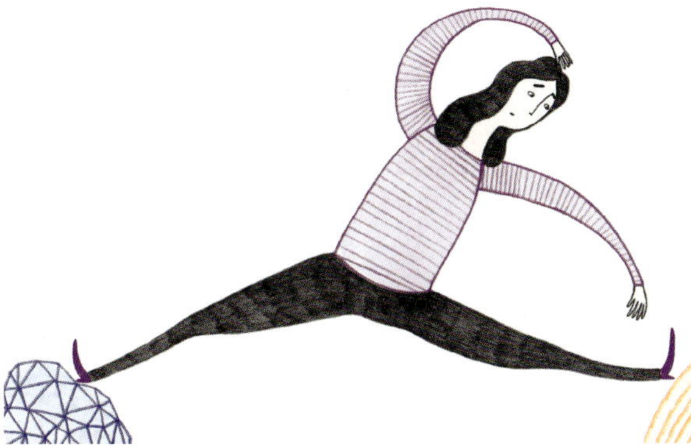

TRIAS

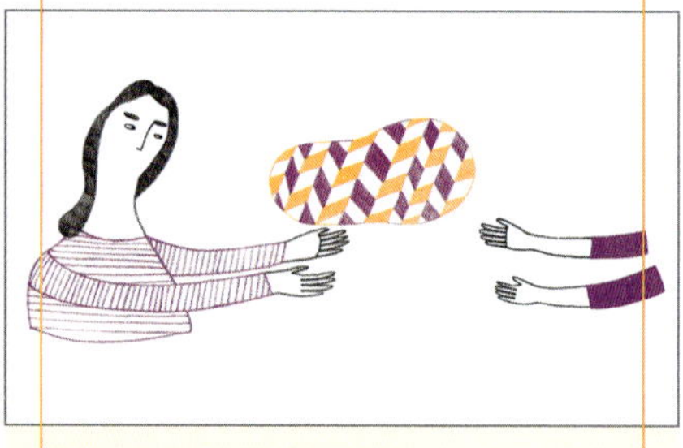

Die Dynamik der bipolaren Störung

Die bipolare Störung äußert sich in Form von radikalen Stimmungsumschwüngen. Außenstehende sehen fast ausschließlich die manischen Hochs und die depressiven Tiefs. Doch der Hauptgrund für die problematische Interaktion zwischen Betroffenen und ihrem Umfeld ist ein anderer. Es ist die Kluft zwischen der eigenen inneren Realität der Betroffenen und der äußeren Realität der anderen, die sich wie ein Graben auftut und den Kontakt erschwert oder ganz verhindert. Der Versuch des Betroffenen, die Balance - den Spagat - zwischen diesen beiden Realitäten zu halten, erfordert einen ernormen Kraftaufwand. Die Unterstützung von Angehörigen kann lebenswichtig sein.

Reynolds

Der bipolare Spagat

Die Autorin

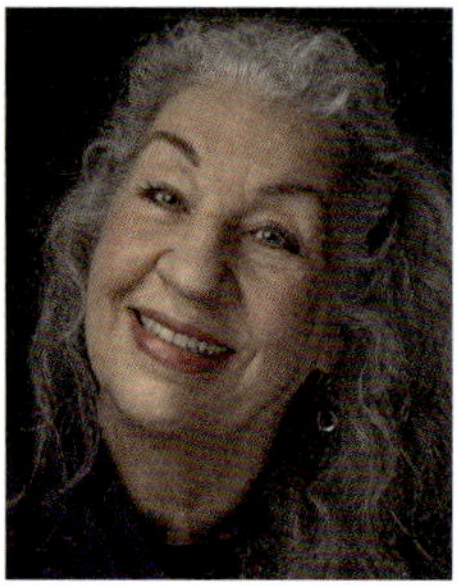

Mit 9 Jahren depressiv, manisch als junge Erwachsene, selbstmordgefährdet mit 25, akzeptierte **Donna Reynolds** die vorherrschende Meinung, dass ihre intensiven Stimmungsschwankungen abnormal seien, und dass sie daher selbst abnormal sei. Als im Alter von 45 Jahren eine bipolare Störung diagnostiziert wurde, war sie tatsächlich erleichtert zu erfahren, dass sie nicht abnormal, sondern krank war. Weitere 18 Jahre vergingen, bis Donna erkannte, dass „abnormal" nicht unbedingt „krank" heißen muss, sondern auch „ungewöhnlich" oder sogar „außergewöhnlich" bedeuten kann.
Donna begriff, dass ihre Fähigkeit, das Leben in einem besonderen Ausmaß zu spüren und zu erleben, keine Behinderung sei, die sie hinnehmen musste, sondern ein Potenzial, das es zu erkunden galt. Sie nahm ihr Leben selbst in die Hand und erreichte, durch Änderung Ihres Lebensstils wie Ernährungsumstellung, Entgiftung und Meditation, den ersehnten Seelenfrieden. Seit 2015 nimmt sie keine Psychopharmaka mehr ein. Ihr Leben, das einst von Leid und Resignation geprägt war, ist nun von Dankbarkeit und freudiger Erwartung erfüllt.

Danksagung

Den einfühlsamen und fürsorglichen Therapeutinnen, die mir halfen, meine Selbstliebe und Souveränität wiederzuerlangen, sowie Dr. B., der mir half, die Psychopharmaka abzusetzen, bin ich ewig dankbar. Für ihre bewanderte Übersetzung danke ich Dagmar Rohde. Vor allem aber geht mein tiefster, ewiger Dank an die Freundinnen und Freunde, die mich über die Jahre durch meine „dunklen Nächte der Seele" begleitet haben; ihr seid nicht vergessen.

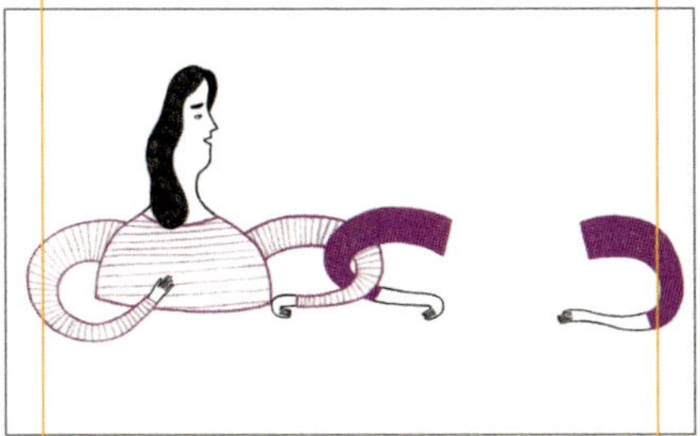

Hilfen

Dass Betroffene Beistand und Unterstützung brauchen, ist klar. Weniger offensichtlich ist, dass auch Angehörige Fürsorge benötigen, um ihre eigene Gesundheit zu erhalten. Denn nur, wenn es einem selbst gut geht, kann man anderen helfen.

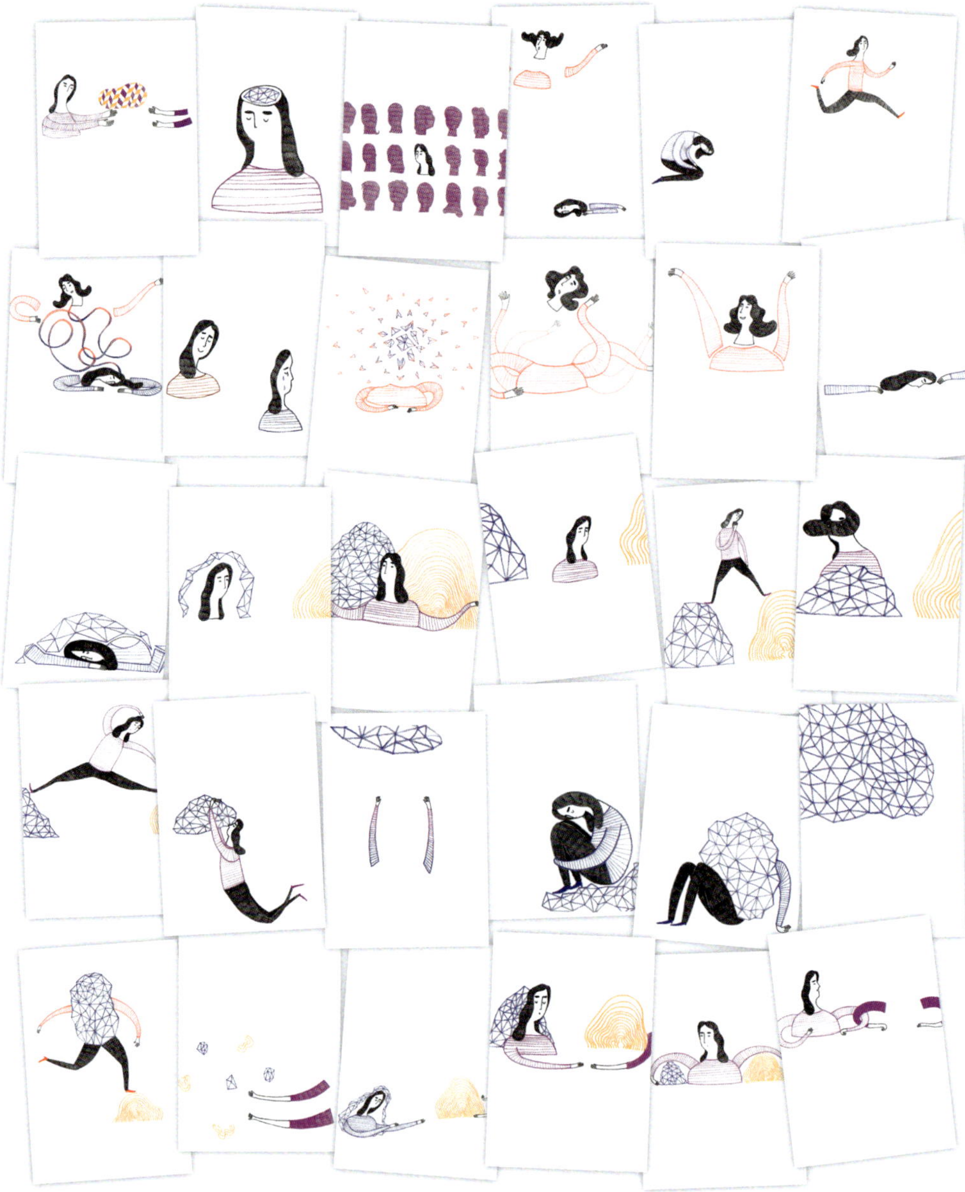

Vorwort zur 2. Auflage

Seit dem ersten Erscheinen dieses Buches gab es bahnbrechende Erkenntnisse über das Wesen und die Behandlung der bipolaren Störung. Damals wurde behauptet, sie sei eine genetisch bedingte, unheilbare Krankheit. Heute kann diese Behauptung nicht mehr aufrechterhalten werden.

Die zweite Auflage berücksichtigt die Ergebnisse neuester Studien, teilweise aus dem Jahr 2021. Da es durchschnittlich 17 Jahre dauert, bis neue medizinische Erkenntnisse in die Praxis umgesetzt werden, kann ich nur dringend empfehlen, selbst zu recherchieren. Das neu hinzugefügte Glossar kann dabei als Ausgangspunkt dienen. Ich hoffe, dass Betroffene ihr Verständnis der Erkrankung überdenken und einen Weg finden, ihre Sensibilität zu ehren und zu schützen, ihre intensiven Gefühle kreativ auszudrücken und ihre starken Energien zu kanalisieren. Dies ist der Weg, nicht zur „Normalität", sondern zu anhaltender Gesundheit und Wohlergehen.

Von der Autorin an die Betroffenen

Bei meinen eigenen Bemühungen, trotz bipolarer Störung ein befriedigendes Leben zu führen, bin ich im Bereich persönlicher Beziehungen auf die größten Schwierigkeiten gestoßen. Ungenügende Informationen über die Krankheit und ein Mangel an Wissen, wie sie sich äußert, bringen mich und die mir nahestehenden Menschen in extrem frustrierende Situationen. »Der bipolare Spagat« soll dir helfen, nicht nur die innere bipolare Lücke, sondern auch äußere Verbindungslücken zu überbrücken.

Angehörige und Freunde werden es nicht immer einfach finden, die enthaltenen Vorschläge umzusetzen. So ist es ihnen gegenüber nur fair, dass du selbst die größtmögliche Anstrengung unternimmst. Es ist zwingend erforderlich, dass du integer bleibst und die Erkrankung nicht als Ausrede für jede Tat oder Unterlassung benutzt, und dass du bereit bist, Eigenverantwortung zu übernehmen und alles zu tun, was notwendig ist, um dauerhaftes Wohlbefinden zu erlangen.

Denke daran, dass der Umgang mit der bipolaren Störung ein gemeinsames Bemühen ist, auch wenn du dich vielleicht von anderen entfremdet fühlst. Lass die Hilfe anderer zu und schließe dich ihren Bemühungen an. Zusammen ist die Chance am größten, die bipolare Störung zu überwinden.

Vorwort Prof. Dr. Heuser

Der bipolare Spagat führt ideal und auf besondere Weise ins Krankheitsbild ein, bietet aber auch aufschlussreiche und befreiende Erkenntnisse für jene, die schon viel zum Thema gelesen haben. Freunde und Familie sind oft hilflos und verstehen nicht, womit sie es zu tun haben. Hier hören sie direkt aus dem Mund einer Betroffenen, was sie tun, bzw. lassen sollen, um eine Hilfe zu sein oder Hilfe zu erfahren. Durch die konkreten Anregungen werden alle Beteiligten sich besser gerüstet fühlen, um erfolgreiche Bewältigungsstrategien zu entwickeln und kontraproduktive Reaktionen durch wirksame Maßnahmen zu ersetzen.

Die übliche Darstellung der bipolaren Störung als seelische Auf-und-Ab-Problematik übersieht eine zusätzliche Dynamik, die für die problematische Interaktion zwischen Betroffenen und ihren Freunden und Familienangehörigen verantwortlich ist. **Der bipolare Spagat** ist das erste Buch, das sich mit diesem Schlüsselfaktor auseinander setzt.

Sowohl im manischen als auch im depressiven Zustand sind die Betroffenen in ihrer eigenen **inneren** Welt gefangen, die mit der **äußeren** Realität, wie sie von

Anderen wahrgenommen wird, nicht übereinstimmt. Das Problem besteht häufig nicht im Hoch und Runter, sondern im Innen und Außen. Dieses Konzept macht einen ganz neuen Zugang des Verstehens und des Umgangs mit der Störung möglich, besonders was die persönlichen Beziehungen angeht.

Der Eine oder die Andere mag sich erst daran gewöhnen müssen, dass dieses Buch durch die Unmittelbarkeit des Gebrauches von »ich« und »du« eine sehr persönliche, direkte Note bekommt. Auch ich war anfänglich etwas irritiert darüber, wie nahe das Buch mir auf die Seele gerückt ist. Diese Form, den Leser ganz mitzunehmen, ihn unmittelbar anzusprechen, dabei aber im Wechsel zwei verschiedene Perspektiven einzunehmen, ist das Außergewöhnliche und Besondere an diesem Buch, es liest sich »vertraut«.

Auch die Zeichnungen im Buch, die zentrale und typische Situationen des Verlaufs herausarbeiten und wie bildliche Merksätze imponieren, dem Leser sozusagen den Text im wahrsten Sinne des Wortes vor sein Auge führen, untermalen das Anliegen und die Botschaften der Autorin in gelungener Weise. Betroffene wie auch die oftmals geplagten und so oft ratlosen Angehörigen werden gleichermaßen von der Lektüre dieses Buches profitieren: es ist ein Wegweiser ohne erhobenen Zeigefinger, ohne Betroffenen- Sentimentalität, ohne Helfer-Aufopferung. Es ist ein authentisches, ehrliches und pragmatisches Buch, das ich auch den professionellen Helfern empfehlen kann.

Prof. Dr. Isabella Heuser, Charité Berlin

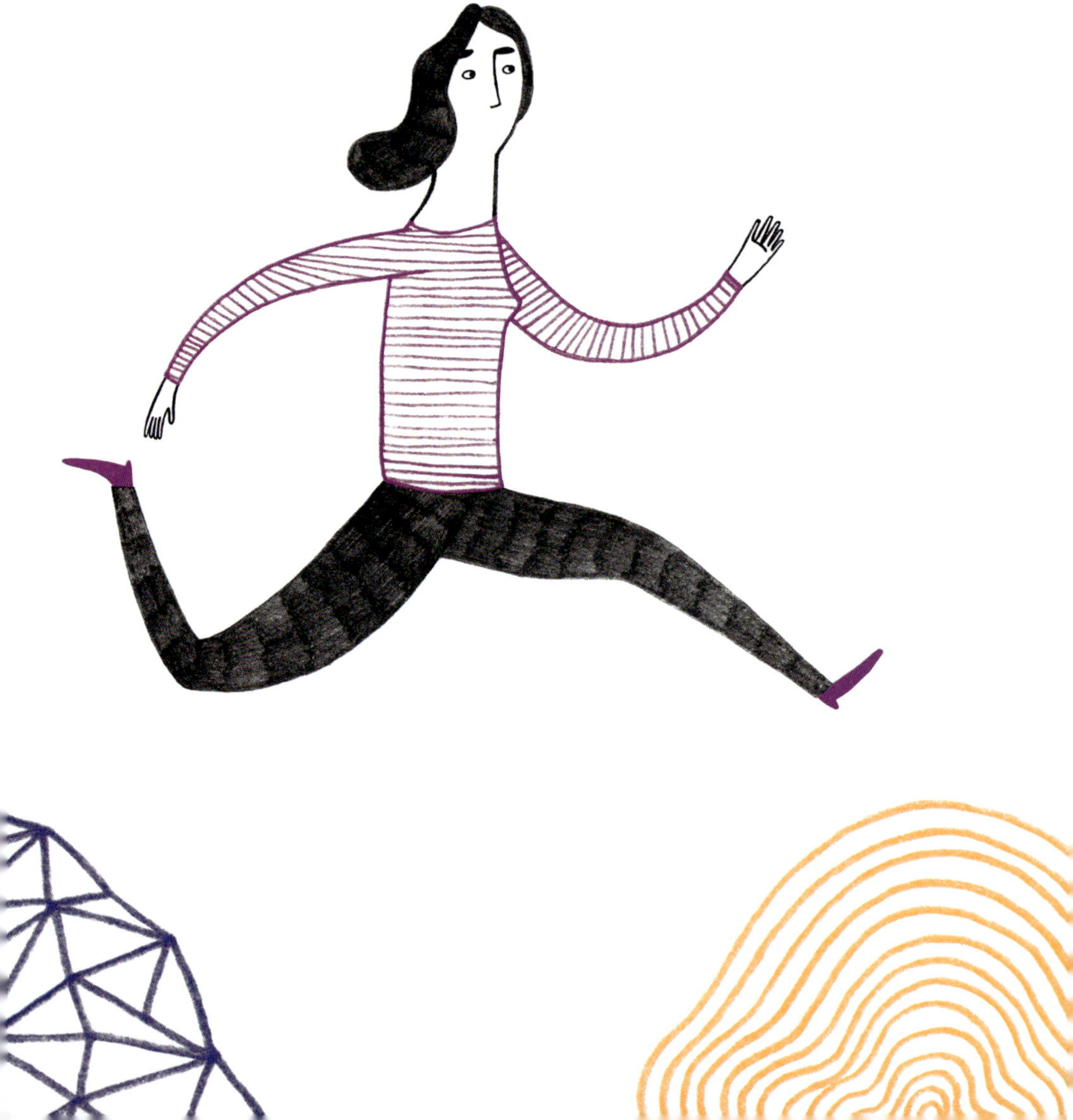

Die Dynamik der bipolaren Störung

Die bipolare Störung dürfte wohl die verschiedenartigsten und widersprüchlichsten Symptome von allen Erkrankungen haben. Ihre Dynamik zu verstehen mag fordernd und frustrierend sein, ist aber unabdingbar.

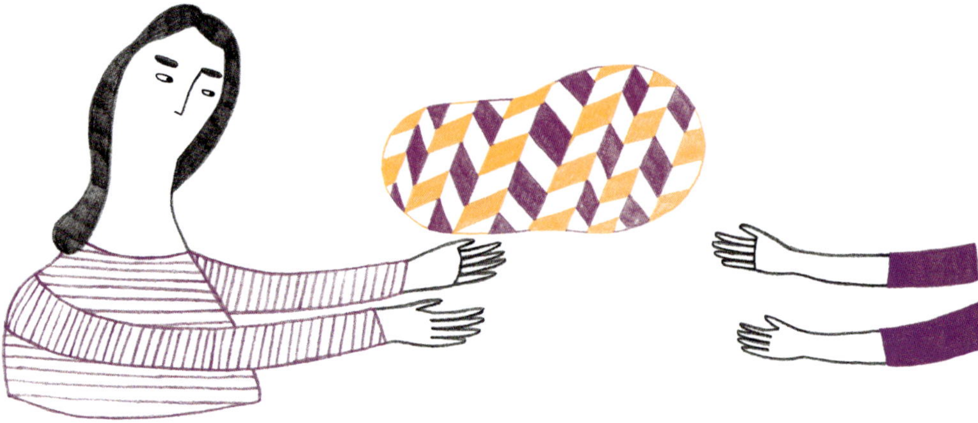

Für den, der helfen will

Ich gebe dir dieses Buch, weil du von meiner bipolaren Störung direkt betroffen bist. Wenn ich leide, leiden auch die, die mir nahe stehen. Es ist äußerst wichtig, die Erkrankung und ihre Wirkung auf uns zu verstehen. Wir werden in sehr unterschiedliche Situationen geraten. Wir müssen beide lernen, welche Reaktionen dann hinderlich und welche Handlungen hilfreich sind.

Die bipolare Störung zeigt sich bei jedem Betroffenen anders; was auf andere zutrifft, trifft nicht unbedingt auf mich zu. Nach der Lektüre dieser Seiten sollten wir besprechen, welche Aussagen in unserem speziellen Fall zutreffen, welche Maßnahmen Erfolg versprechend sein könnten und unsere eigenen Umgangsstrategien entwickeln.

Nicht nur im Kopf

Es wurde lange vermutet, dass der bipolaren Störung eine biochemische Unausgewogenheit im Gehirn zugrunde liegt. Dennoch konnte bisher, trotz beobachtbaren strukturellen und funktionalen Hirnabweichungen, kein einzelnes Gen, keine einzige Nervenbahn oder Hirnanomalie eindeutig als Ursache nachgewiesen werden. [1]
Aufgrund des unbestreitbaren Zusammenhangs zwischen Darmfunktionsstörungen und dem Gehirn wird nun untersucht, ob eine gestörte Darmflora nicht eine wahrscheinlichere Ursache wäre.

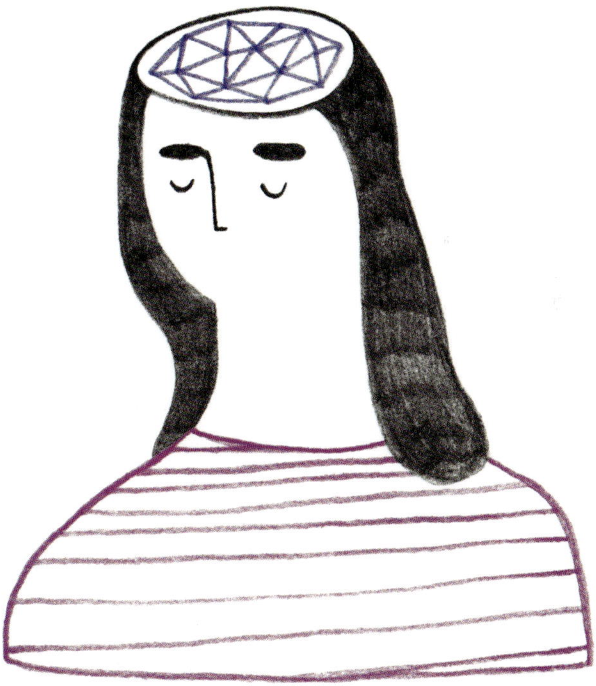

Immer mehr Betroffene

Obwohl sich immer mehr Menschen behandeln lassen und mehr Medikamente einnehmen als je zuvor, steigt die Zahl der Betroffenen mit alarmierender Geschwindigkeit. Laut der Deutschen Gesellschaft für bipolare Störungen e. V. (DGBS) leiden 1,5 bis 3 Prozent der deutschen Bevölkerung an einer bipolaren Störung.

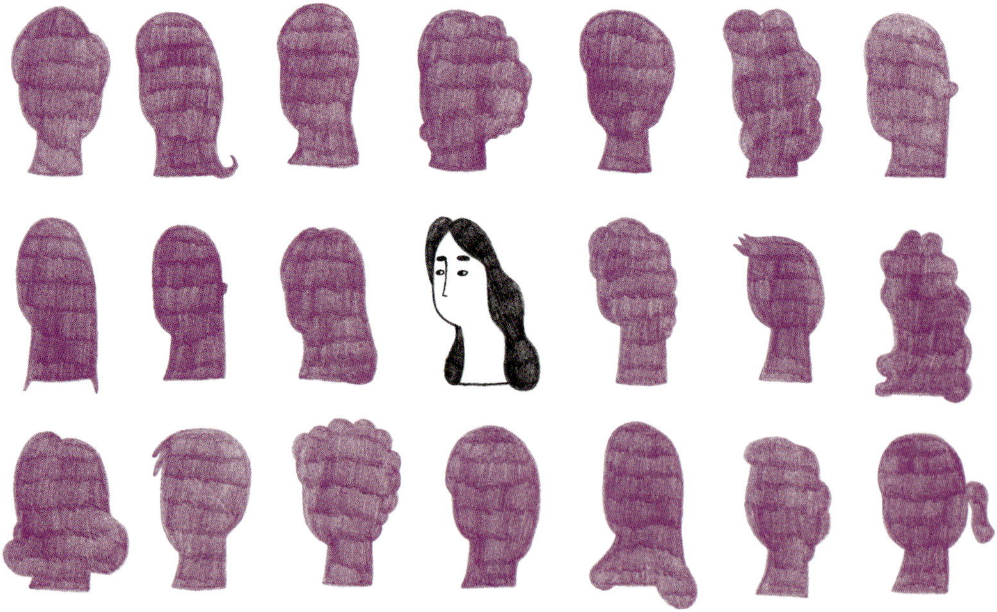

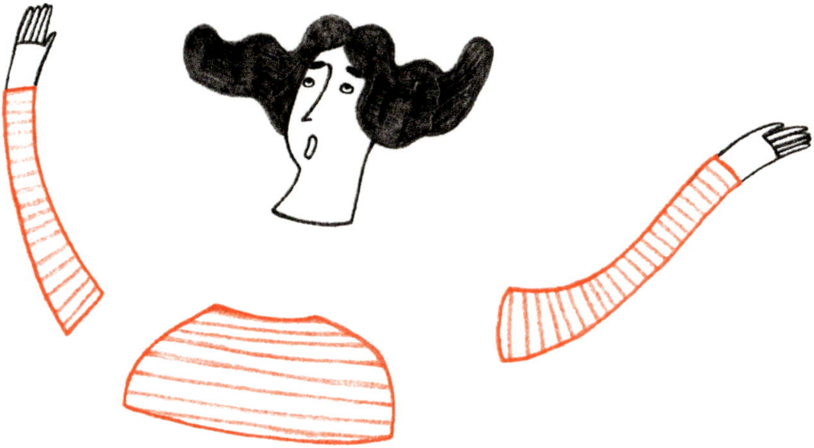

Zwei Pole

Die einander gegenüberstehenden Extreme bei der bipolaren Störung sind Manie und Depression, wobei »extrem« das Schlüsselwort ist. Der Schmerz der bipolaren Depression ist so intensiv, dass ich oft lieber tot wäre. Die bipolare Manie geht weit über ein gelegentliches Aufgedrehtsein hinaus und äußert sich durch absolut unangemessenes Verhalten, manchmal sogar durch Halluzinationen oder Wahnvorstellungen. Schwankungen zwischen den Polen erleben wir alle, aber die gesteigerte Wahrnehmung hochsensibler Betroffener bedeutet, dass sie mehr Reize aufnehmen, Unstimmigkeiten deutlicher spüren und zwangsläufig ein erweitertes Leidenspotential entwickeln.

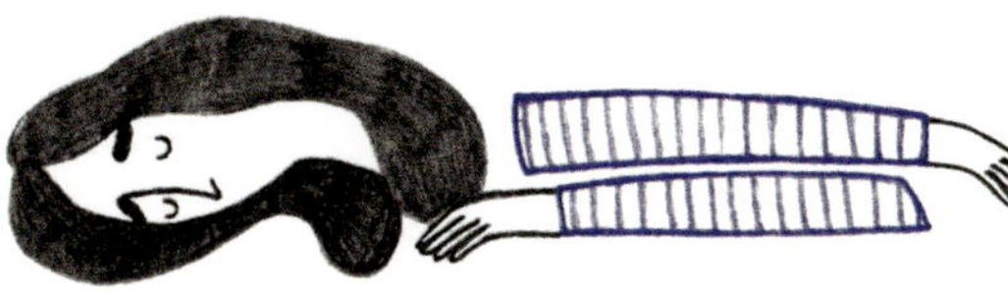

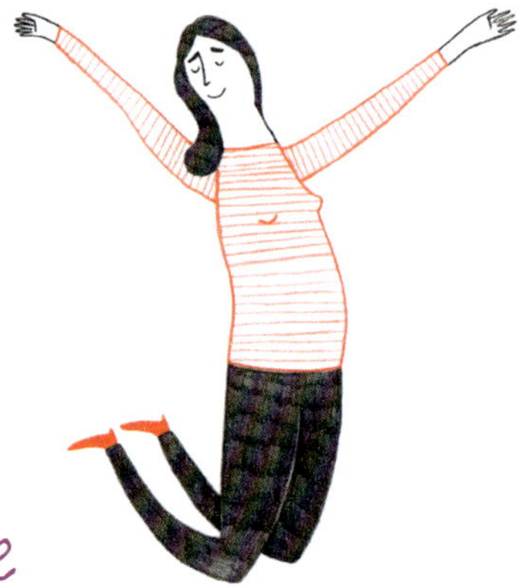

Schwierige Diagnose

Einen physischen Test zum Feststellen der bipolaren Störung gibt es nicht. Es handelt sich um ein Syndrom, einen Symptom-Komplex, bei dem viele biologische, psychologische, soziologische und seelische Faktoren zusammentreffen.

Dass Betroffene über Jahre an den Symptomen leiden, bevor sie professionelle Hilfe in Anspruch nehmen, ist nicht ungewöhnlich. Viele weitere Jahre können bis zur Diagnose vergehen. Danach ist wiederum Zeit nötig, um eine effektive Behandlung zu finden.

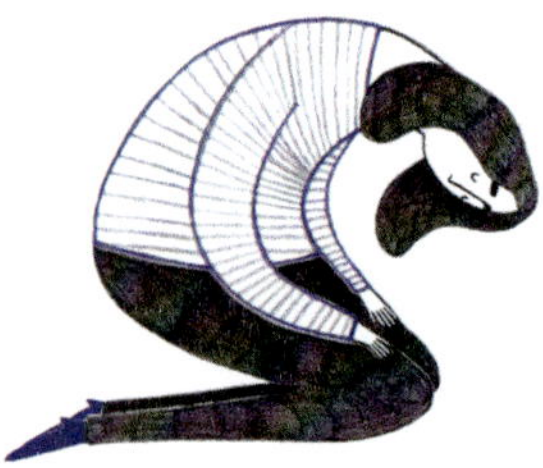

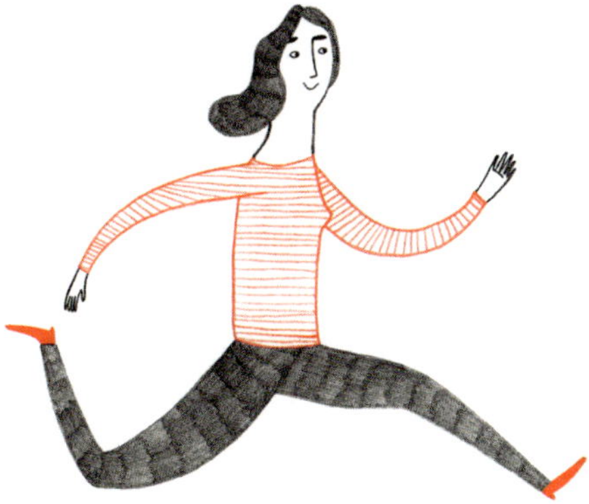

Unberechenbar

Das launenhafte Wesen der bipolaren Störung macht es besonders schwer, sie zu erkennen, zu behandeln und mit ihr zu leben. Die Erkrankung zeigt sich in verschiedenen Formen, vielfachen Kombinationen und wechselnder Intensität für unterschiedliche Zeiträume.

Das Muster variiert von Mensch zu Mensch, von Episode zu Episode. Stimmungswechsel können durch Stress ausgelöst werden. Es kann aber vorkommen, dass die Gefühle mit der aktuellen Situation scheinbar in keinerlei Zusammenhang stehen.

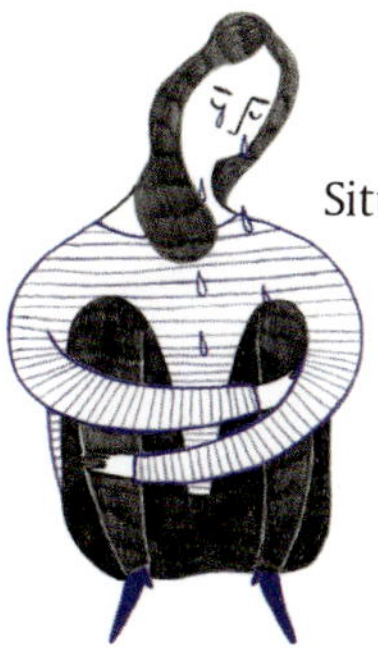

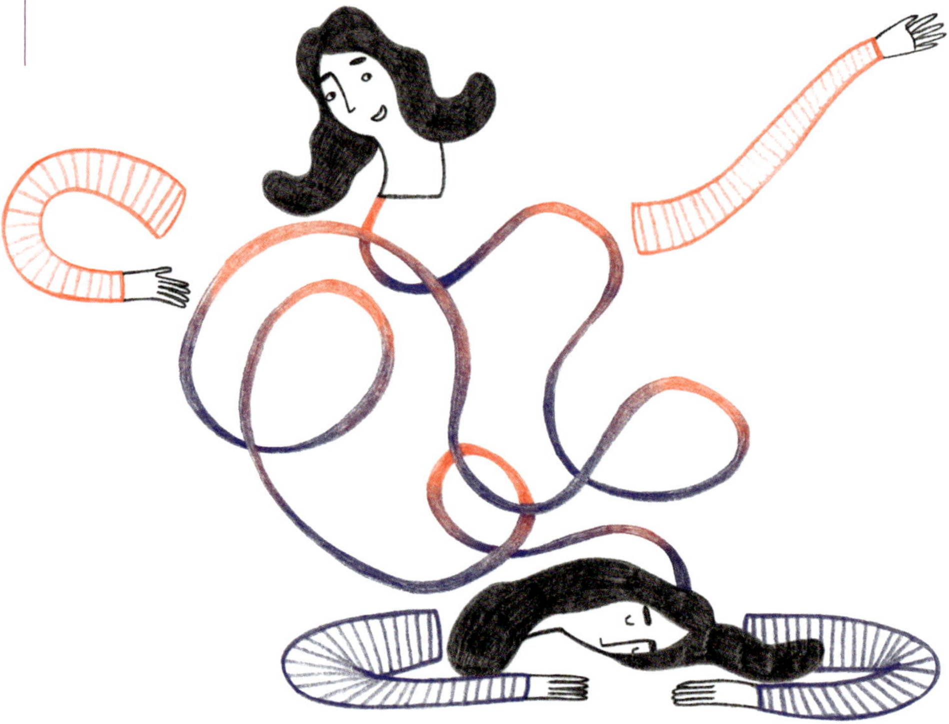

Der Zeitfaktor

Eine Episode kann Tage, Wochen oder sogar Monate andauern. Wenn ich vier oder mehr Episoden im Jahr erlebe, habe ich das sogenannte »Rapid Cycling«. »Ultra rapid Cycling« bezeichnet einen oder mehr Stimmungswechsel pro Monat. Schwankungen von ein oder mehreren Malen am Tag können auftreten. Es ist sogar möglich, an fortwährenden Umschwüngen ohne Symptomfreiheit zwischendurch zu leiden. Glücklicherweise kennen die meisten Betroffenen ausgedehnte Stabilitätsphasen zwischen den Episoden.

Ein gesunder Mensch reagiert auf die Höhen und Tiefen des Lebens mit einem Gefühlsspektrum, das von tiefer Trauer bis ekstatischer Freude reicht. Diese Gefühle, egal wie ausgeprägt sie sind, gehören ins Reich üblicher menschlicher Empfindungen. Sie werden von allen Menschen in relativ ähnlicher Weise empfunden und ausgedrückt und stellen vorhersehbare Reaktionen auf äußere Gegebenheiten dar.

Zumutbare Hochs und Tiefs

Diese Gefühle kann man mit den überschwänglichen, sprunghaften Seelenregungen, die ein Mensch mit bipolarer Störung erlebt, nicht vergleichen!

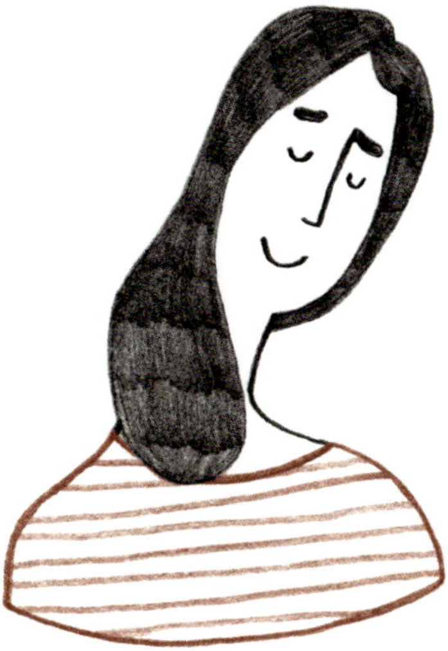

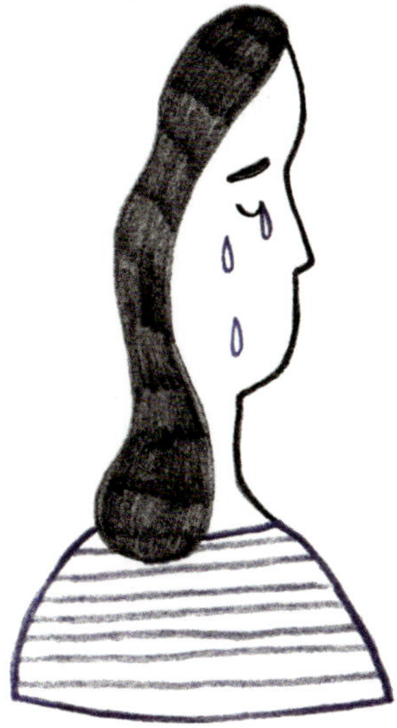

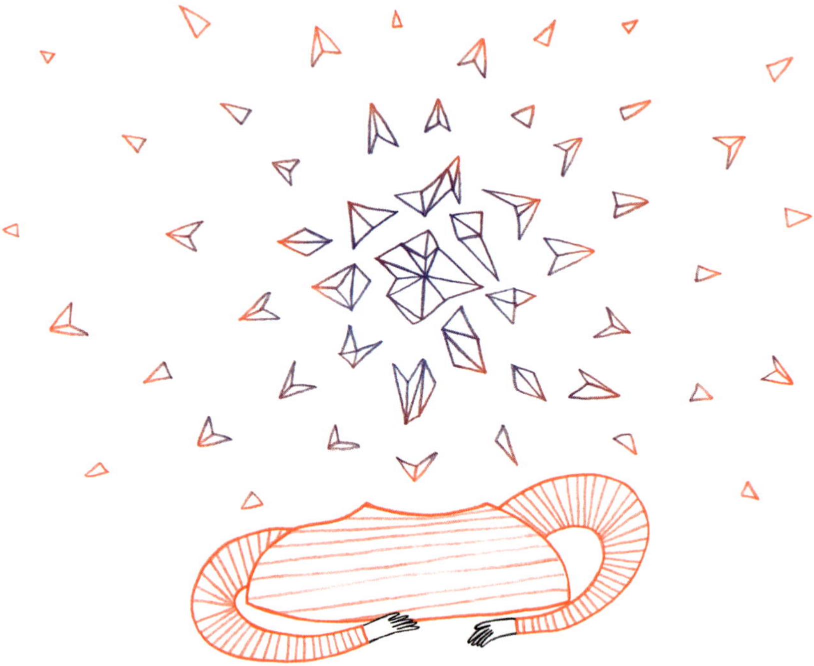

Extrem hoch: Die explosive Manie

Bipolare Manie ist exzessiv, hemmungslos, maßlos und oft zerstörerisch. Die ab S. 53 aufgeführten Symptome lassen ihre vielen Gesichter erkennen. Außer durch die geistigen und seelischen Anzeichen äußert sich die Manie auch körperlich. Eine Art aufgewühlter Strudel im Solarplexus dreht sich immer schneller. Er produziert dabei einen Energie-überschuss, der kein Ventil hat. Der aufgestaute Druck steigert sich schmerzhaft, und ich fühle mich, als würde ich gleich explodieren. Alles in mir drückt und drängt nach vorne, um sich Platz zu verschaffen. Vielleicht rede ich deshalb so viel. Vielleicht brauche ich deshalb schöpferische Ventile. Die Worte und die Gefühle müssen raus! Ich versuche, mich von der Energie zu befreien, die mich aufdreht, mich am Schlafen hindert und letztendlich zu vollständiger nervlicher Erschöpfung führt.

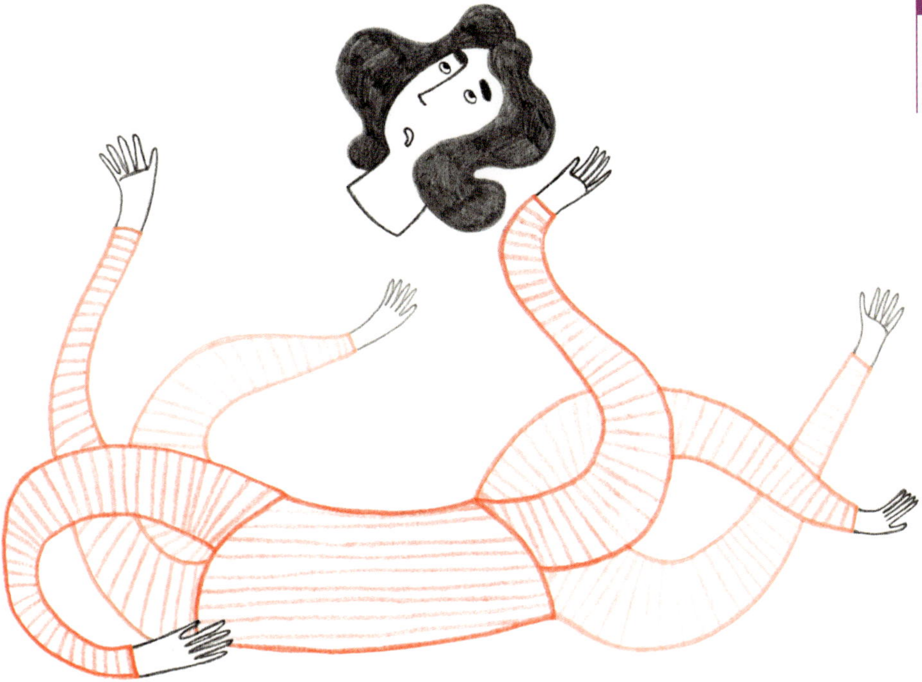

Unangemessenes Verhalten

Eine voll ausgeprägte Manie ist verheerend. Ich bin leicht erregbar und aggressiv. Ich gebe bei Weitem zu viel Geld aus. Mein Urteilsvermögen ist außerordentlich schwach. Mein Benehmen ist unangemessen. Ich nehme mehr auf mich, als ich bewältigen kann; mit dem Ergebnis, dass ich beim »Jonglieren« manches fallen lasse. Meine Gedanken rasen meinen Worten voraus, meine Handlungen schließen vernünftige Überlegungen aus. Ich habe vielleicht Schwierigkeiten, dich zu verstehen, und du mich. Ich kann den Bezug zur Realität so weit verlieren, dass ich nicht mehr für mich selbst sorgen kann.

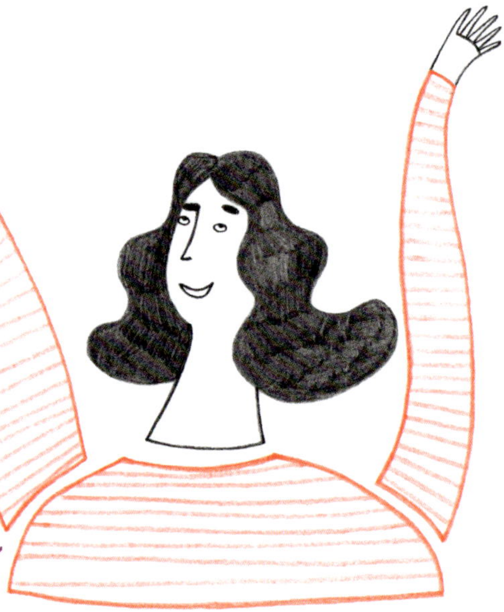

Extrem gut drauf: Die täuschende Hypomanie

Es gibt eine leichte, aber heimtückische Form von Manie, die man Hypomanie nennt. Auf den ersten Blick erscheint sie recht harmlos. Ich fühle mich super – energiegeladen, optimistisch und unbesiegbar. Ich bin gesellig und voller kreativer Ideen. Das Leben fühlt sich für mich dann wirklich paradiesisch an, und das könnte gerne ewig so weitergehen. Leider kann dies zu viel des Guten bedeuten und sich als Vorläufer einer eigentlichen Manie herausstellen. Nach so einem Hoch fühlt sich die Rückkehr zur Normalität leer und öde an. Manchmal folgt der Hypomanie ein Versinken in Verzweiflung. Wenn ich hypomanisch bin, erkenne ich die warnenden Vorzeichen vielleicht nicht. Es fühlt sich so gut an, was könnte daran falsch sein?

Extrem tief: Die verzehrende Depression

Wenn Manie als bei Weitem zu viel von allem beschrieben werden kann, ist Depression die totale Abwesenheit von allem, was für die Seele zählt, wie Energie, Hoffnung, Motivation, die Fähigkeit, Schönes oder die Gesellschaft nahe stehender Menschen zu genießen. All die Gefühle, die das Leben lebenswert machen, wurden mir geraubt. Die ab S. 44 aufgezählten Symptome legen ihre allumfassende Trostlosigkeit dar. Wenn ich depressiv bin, bin ich nicht einfach nur »down«, sondern durch unaussprechliche, abgrundtiefe Verzweiflung gelähmt. Jegliche innere Reserve, die zur Abwehr nötig wäre, fehlt. Ich kann lediglich versuchen, den unerträglichen Schmerz zu ertragen, und auszuharren, bis das scheinbar endlose Leiden schließlich aufhört.

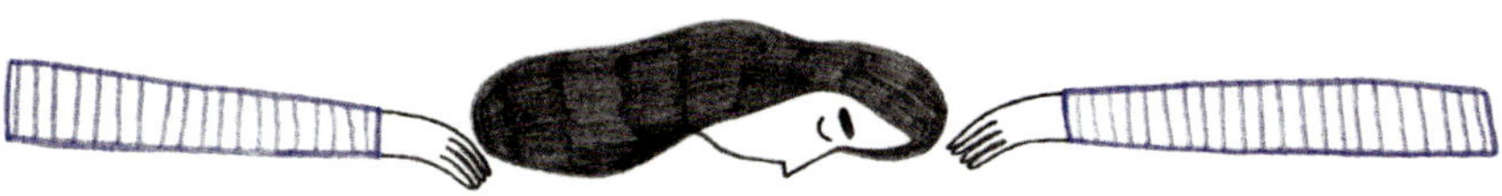

Der Zusammenbruch

In der Depression fühle ich mich, als hätte jemand einen Staubsaugerschlauch in meinen Solarplexus gelegt und meine Lebensenergie ausgesaugt. Ohne verbleibendes Gerüst kann ich weder meinen Körper aufrecht halten, noch die Außenwände am Einbrechen hindern. Ich werde sowohl nach unten als auch nach innen gezogen und muss einer Implosion widerstehen. Die Wände schließen sich um mein Herz, sodass es sich zusammengequetscht und schwer wie ein Stein anfühlt. Ich kann den Kräften, die mich hinunterdrücken, nichts entgegensetzen. Ich sacke zusammen, mein Kopf, meine Lider und Mundwinkel hängen herunter. – Es tut weh. Körperlich, seelisch und geistig tut es weh.

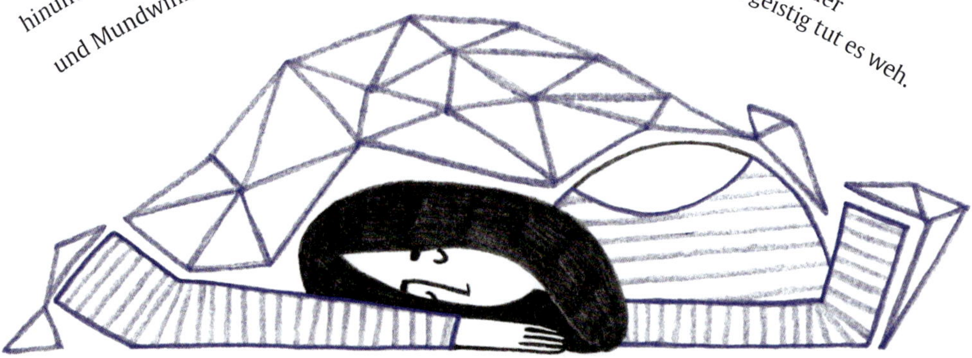

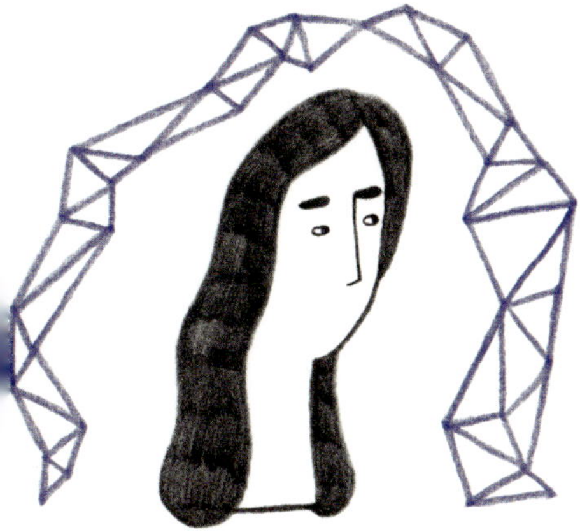

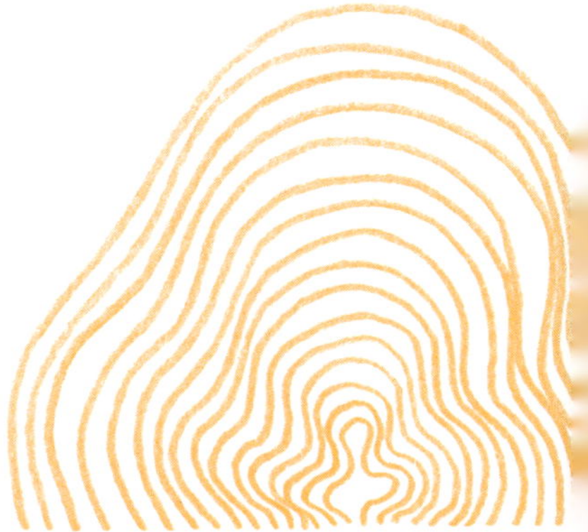

Innen und Außen: Die bisher unerkannte Dynamik

Die bipolare Störung wird fast ausschließlich in Form manischer Hochs und depressiver Tiefs beschrieben. Es ist allerdings eine weitere Dynamik am Werk. Egal, ob oben oder unten, bin ich durch meine veränderte Wahrnehmung in meiner eigenen inneren Welt gefangen, die mit der äußeren Realität, wie du sie siehst, in Konflikt steht.

Dieser Widerspruch zwischen Innen- und Außenwelt stellt einen der schwierigsten Aspekte beim Umgang mit der Erkrankung dar, besonders im Bereich zwischenmenschlicher Beziehungen.

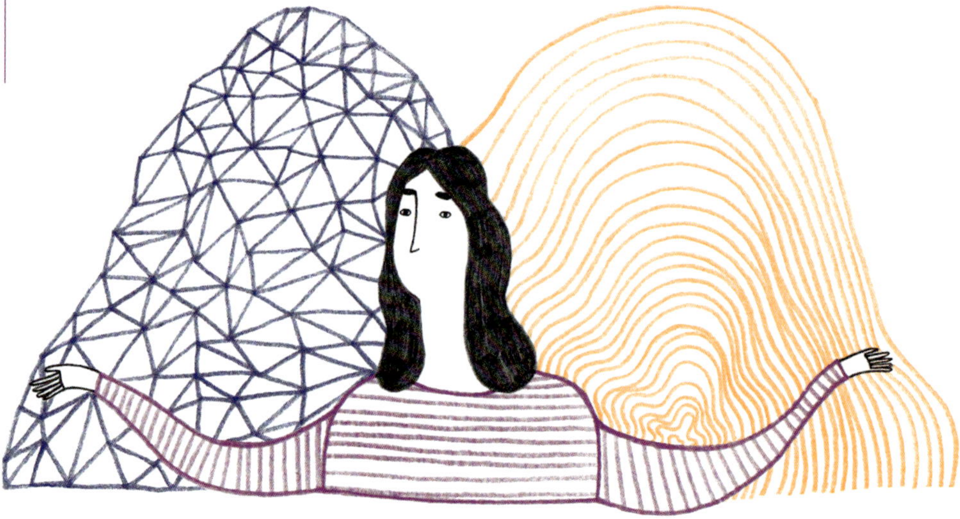

Erstrebenswerte Ausgeglichenheit

Wir alle erfahren gleichzeitig eine innere und eine äußere Realität. Ein fein abgestimmtes System des Ausbalancierens zwischen den beiden befähigt uns, unser Gleichgewicht zu halten. Wir nutzen innere Ressourcen, um mit der Außenwelt in Wechselbeziehung zu treten und diese dann zu nutzen, um uns persönlich weiterzuentwickeln. Normalerweise sind wir uns keiner Zweiteilung bewusst und stehen mit beiden Füßen fest auf dem Boden.

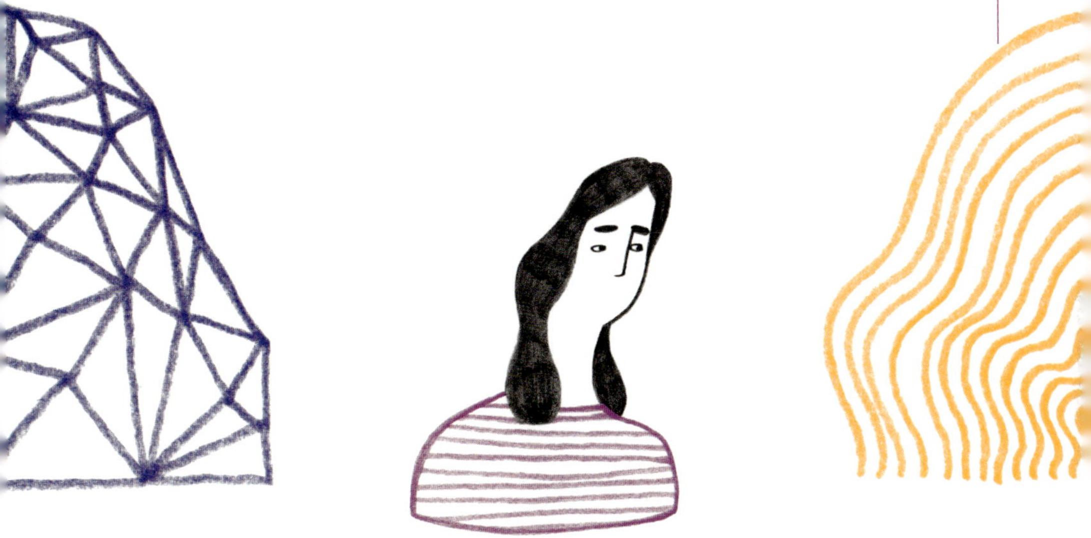

Die Lücke

Durch die bipolare Störung ins Ungleichgewicht gebracht, funktioniert das Ausbalancieren nicht mehr richtig. Während einer Episode stehen meine innere und äußere Welt im Konflikt miteinander und kämpfen um meine Aufmerksamkeit. Ich nehme eine deutliche Lücke zwischen ihnen wahr.

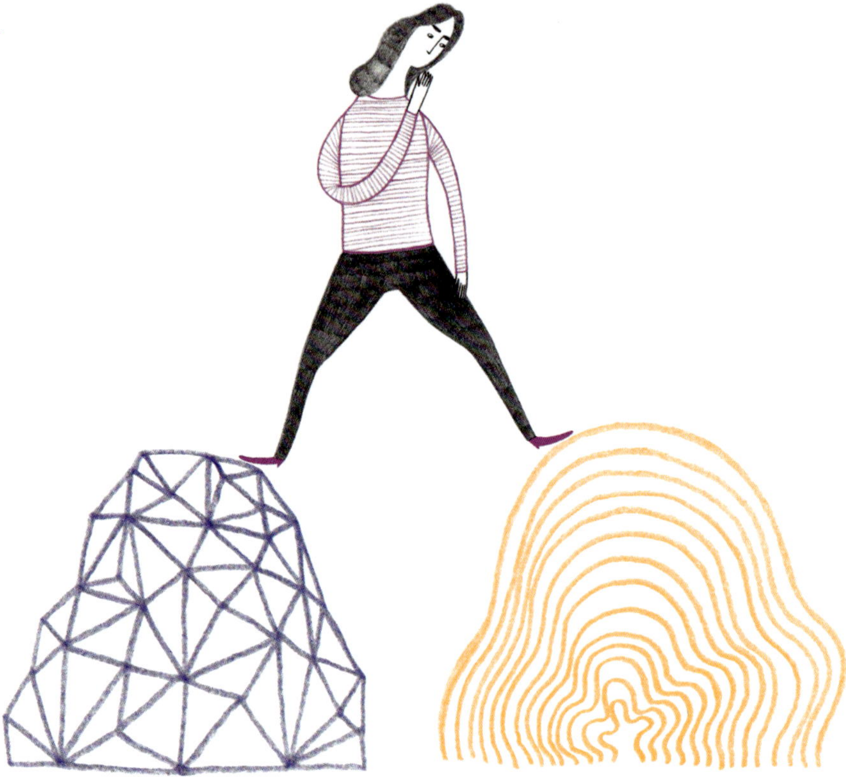

Die Überbrückung

Wenn die Lücke klein genug ist, schaffe ich es, sie zu überbrücken, ohne zu viel Energie darauf verwenden zu müssen. Wenn jedoch der Abstand zwischen den beiden Realitäten größer wird – aus welchem Grund auch immer oder auch grundlos – erfordert die Aufgabe, meinen Halt zu bewahren, eine bewusste Anstrengung.

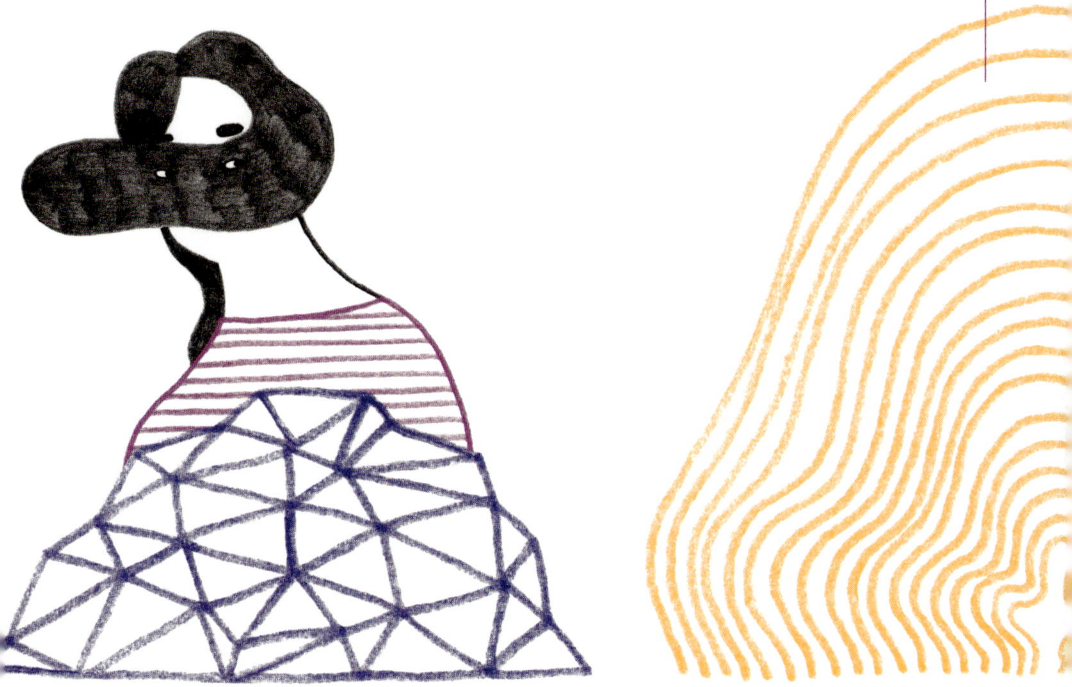

Die Maskerade

Trotz des körperlichen Unbehagens und des seelischen Konflikts versuche ich immer noch, den Anschein von Normalität zu bewahren. Ich trage eine Maske, um die innere Anspannung vor der Außenwelt zu verbergen. Über die Jahre bin ich ziemlich gut darin geworden, den inneren Kampf zu verschleiern. Die Maskerade aufrechtzuerhalten, kostet allerdings zusätzliche Energie und trägt in Wirklichkeit dazu bei, die Lücke zwischen den beiden Realitäten zu vergrößern. Die Balance zu halten, erfordert immer mehr Kraftaufwand, und meine Lage wird zunehmend gefährlicher und verzweifelter.

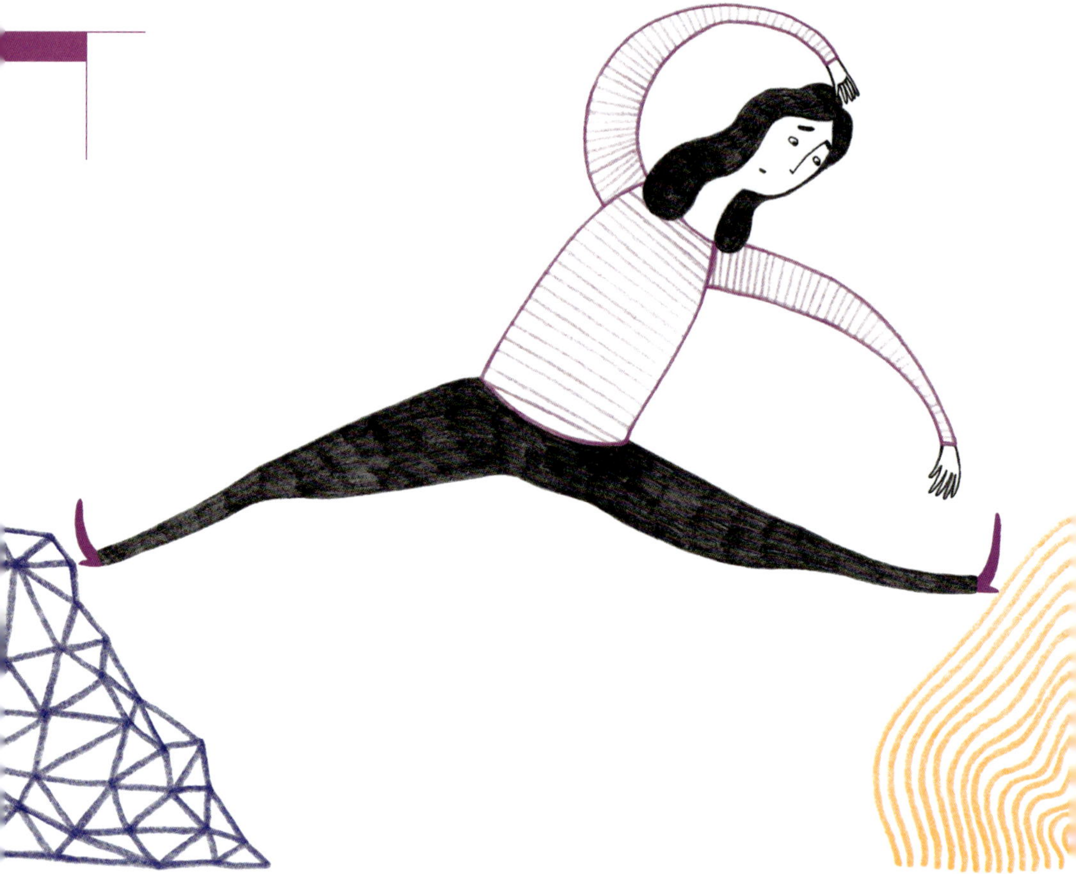

Der bipolare Spagat

Wenn der Graben sich verbreitert, kann ich mich
kaum noch halten. Schließlich bin ich dabei,
den bipolaren Spagat zu machen, aufgespannt
zwischen zwei Realitäten mit nichts als dünner Luft
unter mir. Meine ganze Aufmerksamkeit und
Energie ist darauf konzentriert, nicht in den Abgrund zu fallen.

Immer verzweifelter

Die Belastung durch Arbeit, Familie und soziale Verpflichtungen wird unerträglich groß. Aus Angst, für verantwortungslos, selbstsüchtig, unfähig oder faul gehalten zu werden, wenn ich meinen Verpflichtungen nicht nachkomme, treibe ich mich noch weiter an. Wenn ich es nicht schaffe, die Erwartungen anderer zu erfüllen, schwächen mich die daraus folgenden Schuldgefühle noch mehr. Ich fange an, den Halt zu verlieren.

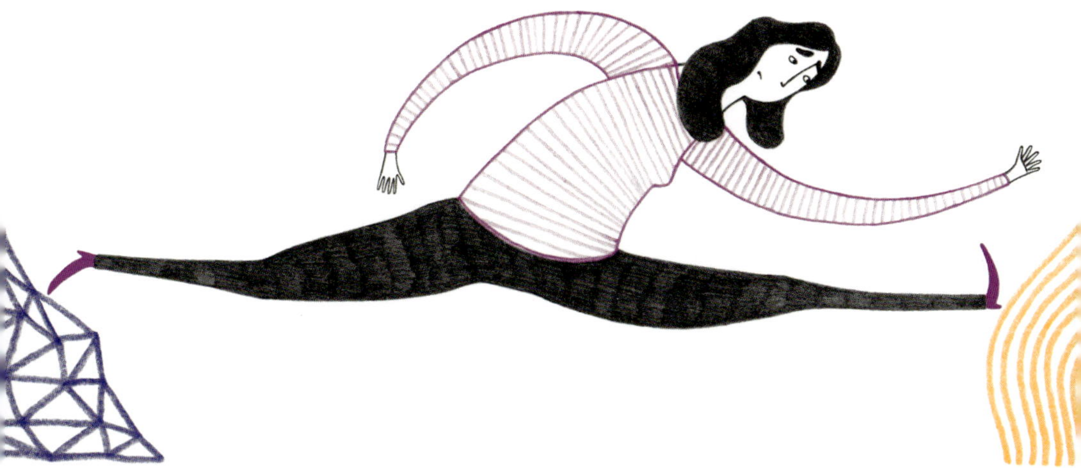

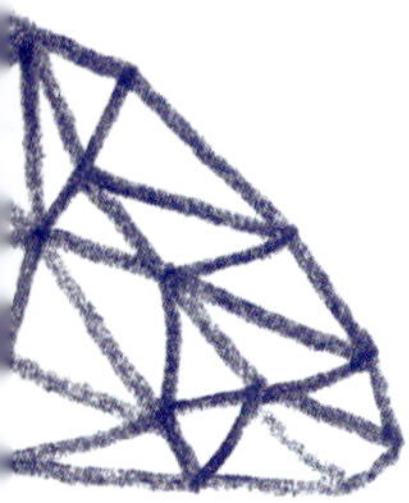

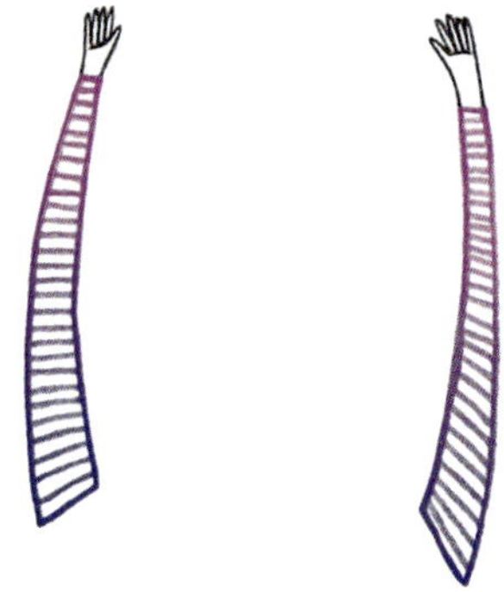

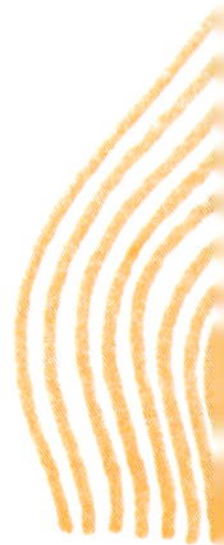

Der Sturz

Schließlich sind meine inneren Reserven
vollkommen erschöpft. In diesem Zustand kann
etwas so Belangloses wie ans Telefon gehen
oder allein der Gedanke ans Zähneputzen
das Körnchen zu viel sein, das mich
in den Abgrund zieht.

Durchhalten

Um mich zu fangen, greife ich nach dem, was in Reichweite ist: der einzeln stehende Felsen meiner inneren Realität. Keiner kann mich hier erreichen.

Die äußere Realität ist weit weg. Aber wie lange halte ich noch durch? Wie lange sehe ich noch einen Sinn darin?

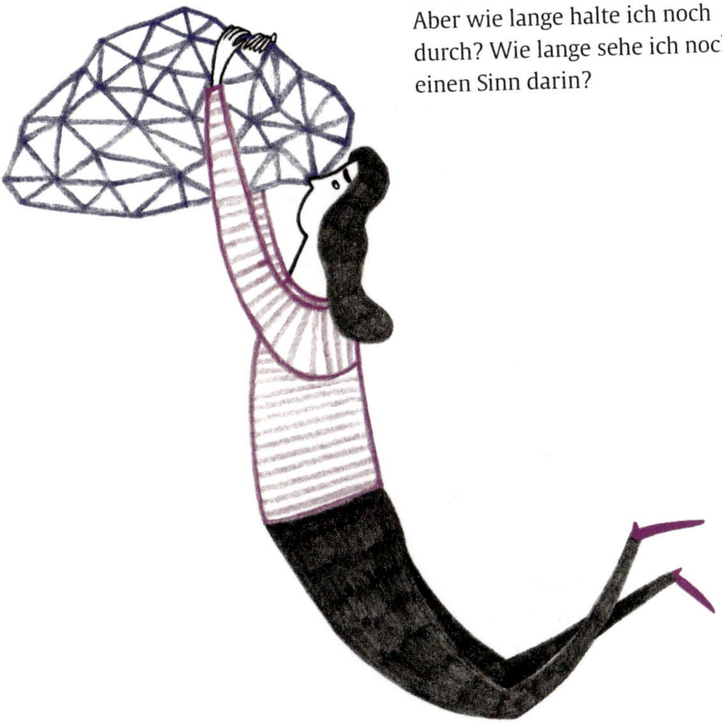

Rückzug

Irgendwie schaffe ich es, mich auf einen sicheren Vorsprung zu hieven und mich meiner inneren Welt zu überlassen. Meine innere Realität ist jetzt alles, was existiert. Ich kann mir nicht vorstellen, mich jemals anders als jetzt zu fühlen. Es war nie anders und wird es auch niemals sein.

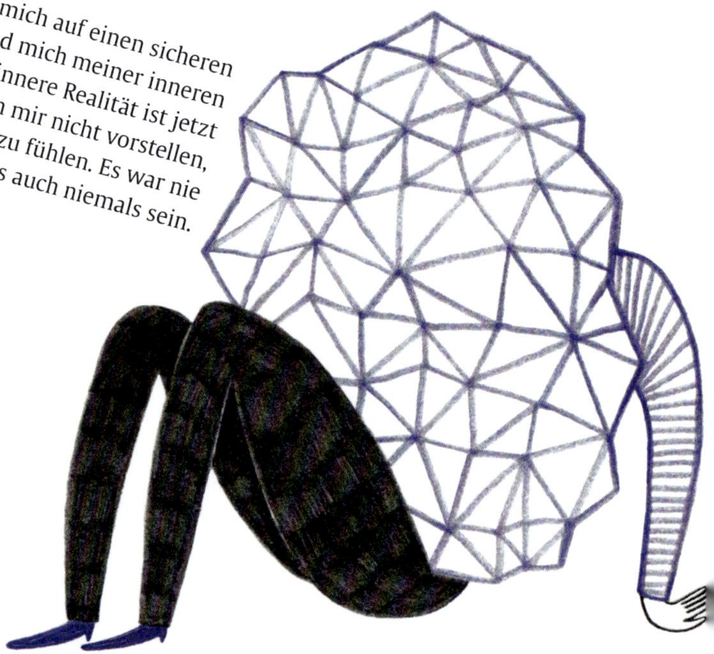

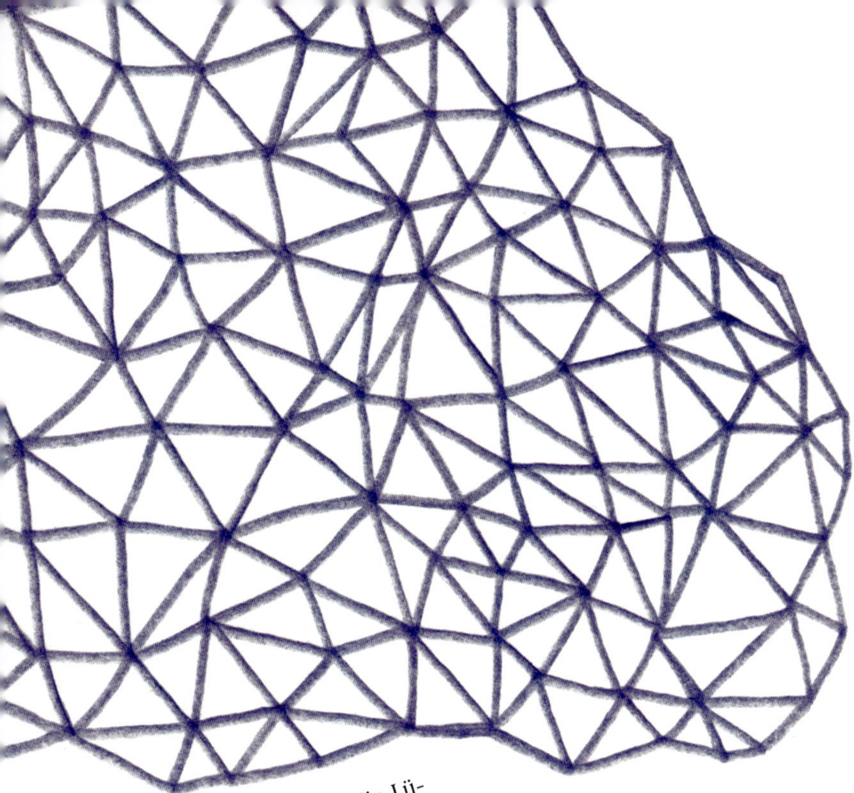

Gefangen

In der Depression erscheint die Lücke unvorstellbar groß und der Abgrund gefährlich tief. Ein Sprung zurück in die äußere Realität ist ganz unmöglich. Das Wissen, dass die Anforderungen der Außenwelt sich mit jedem Tag aufstauen, verstärkt nur das Gefühl, dass eine Rückkehr meine Kräfte übersteigt.

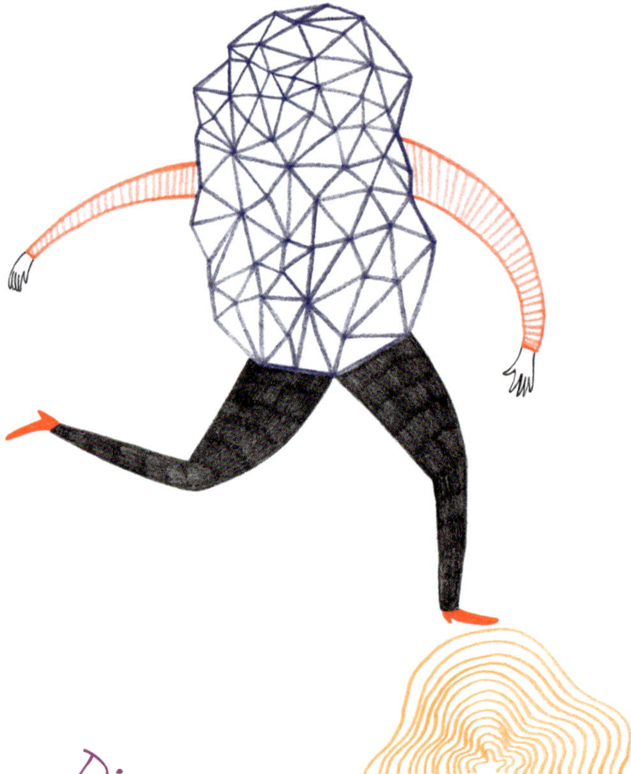

Die Gefahr

In der Manie nehme ich die Lücke vielleicht nicht einmal wahr oder beurteile ihre Größe falsch. In der Annahme, sie leicht überfliegen zu können, bin ich extrem gefährdet, in den Abgrund zu springen.

Hilfe unmöglich

Oft möchtest du gerade an dieser Stelle »helfen«. Leider gibt es nichts, was irgendjemand tun könnte, um meinen Zustand wegzuzaubern. Von mir zu erwarten, dass ich die Kluft überwinde, ist, auch mit deiner Hilfe, unrealistisch und wird die Dinge nur verschlimmern.

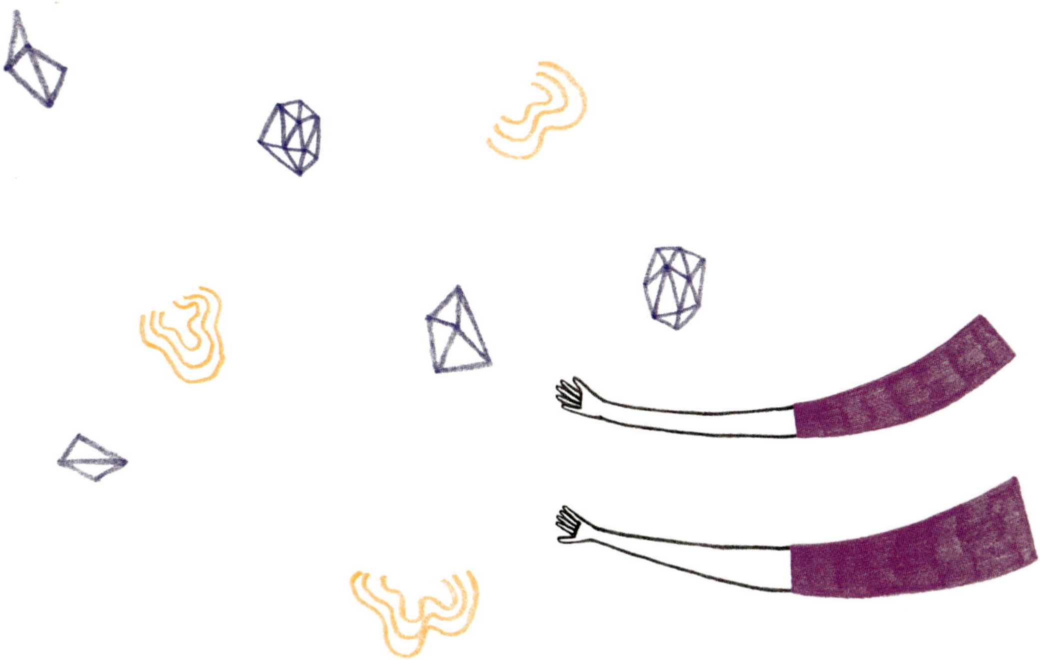

Die Lücke schließen

Damit ich mit dir kommunizieren bzw. in die äußere Welt zurückgezogen werden kann, muss der Abstand zwischen meiner inneren und der äußeren Welt, also zwischen dir und mir, verringert werden. Es gibt zahlreiche Maßnahmen, die du ergreifen kannst, um das zu bewerkstelligen.

Allerdings gibt es auch viele Fallen. Häufig gehen gut gemeinte Versuche nach hinten los und vergrößern die Kluft zwischen uns noch. Es ist sehr wichtig, dass wir diese Eventualitäten im Voraus besprechen und herausfinden, welche Strategien wohl am besten funktionieren. Die Verhaltensvorschläge im dritten Kapitel stellen dafür einen Rahmen zur Verfügung.

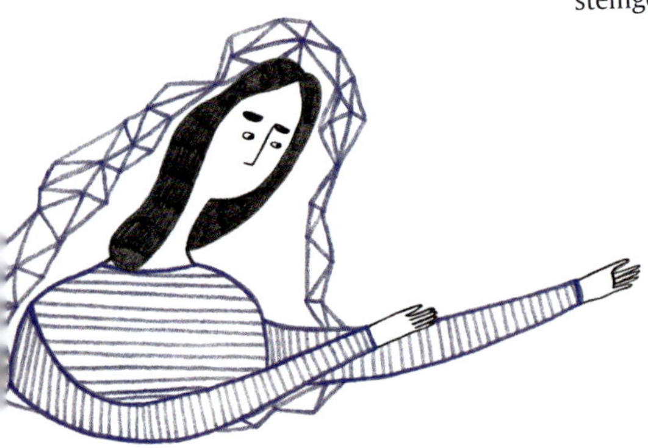

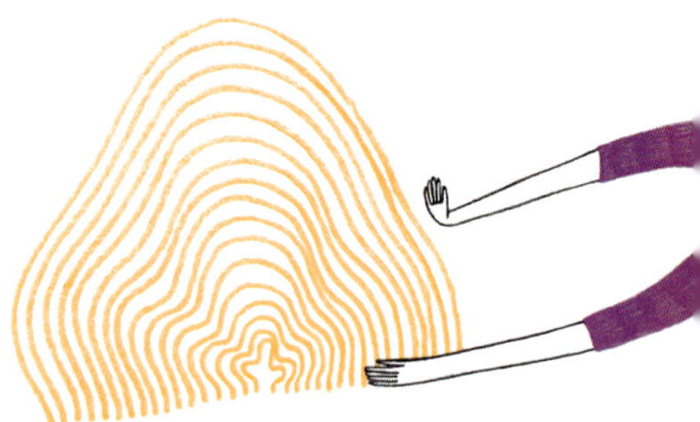

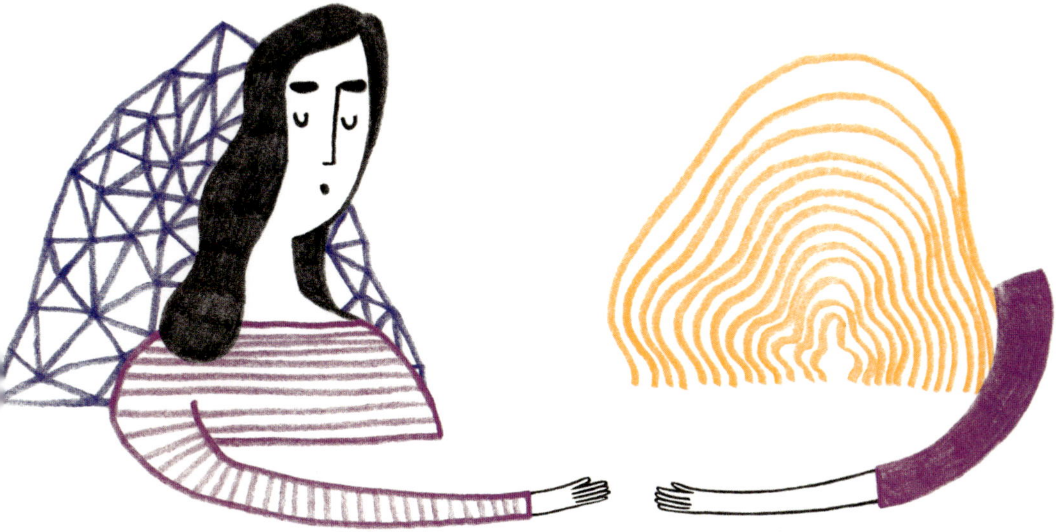

Die Rückkehr

Früher oder später wird die Lücke – als Ergebnis unserer Anstrengungen oder ihnen zum Trotz – kleiner werden, und ich kann allmählich zur Normalität zurückkehren. Manchmal geschieht das Zurückklettern in die Außenwelt langsam und mühevoll, sodass ich deine geduldige Hilfe brauche. Ein anderes Mal vollzieht sich die Rückkehr plötzlich und leicht und unabhängig von irgendwelchen Maßnahmen deiner- oder meinerseits.

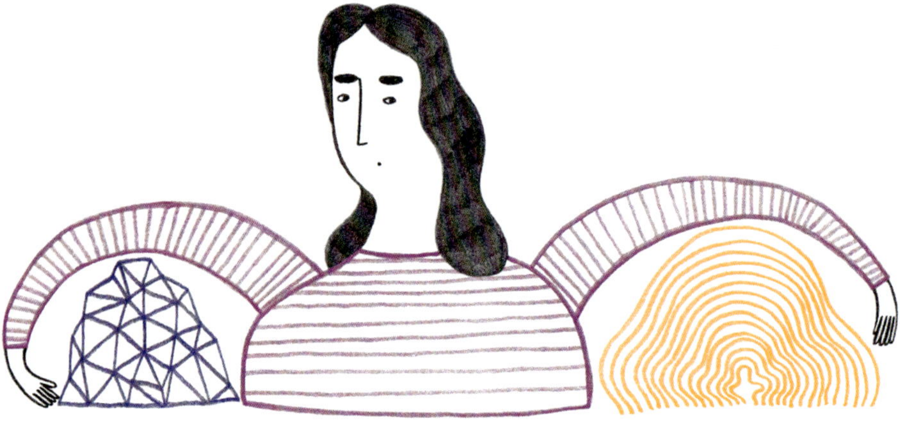

Die Wiedereingliederung

Das bedeutet jedoch nicht, dass ich komplett wiederhergestellt bin. Die Erholung vom Spagatmachen, vom Über-dem-Abgrund-Hängen oder vom vollständigen Rückzug in meine innere Realität ist schwierig und braucht Zeit.

Es kann Nachwirkungen meines Verhaltens geben, mit denen umgegangen werden muss. Die Rolle, die du bei meiner »Wiederherstellung« spielst, ist äußerst wichtig. Unterstützung von und Versöhnung mit der Außenwelt sind ganz entscheidend.

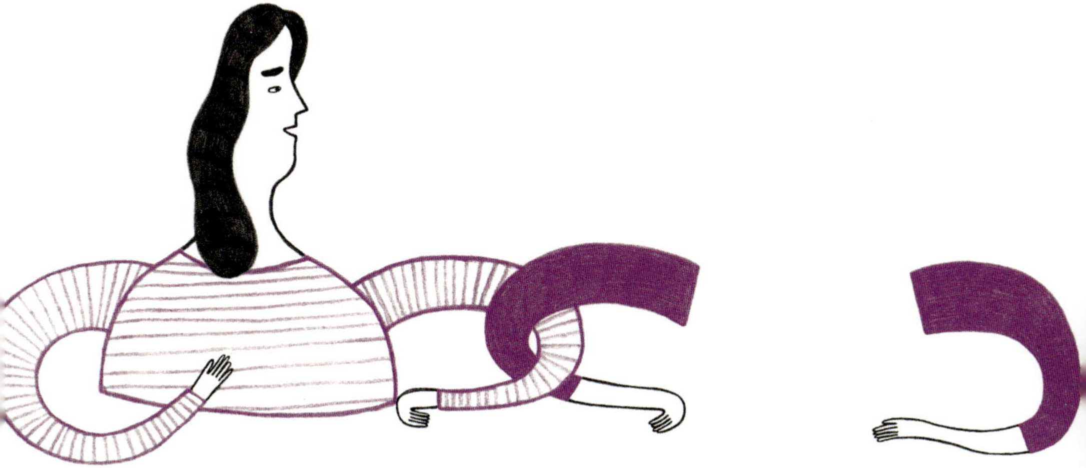

Die weitere Vorgehensweise

In den nächsten Kapiteln betrachten wir die Symptome, die eine bipolare Episode kennzeichnen. Die häufigsten Gefühlsregungen, positive als auch negative, werden untersucht. Wir erörtern, was Beteiligte tun oder nicht tun sollten, um zu helfen bzw. sich helfen zu lassen. Diese Informationen können die Basis für ein Gespräch bilden. Indem wir die Listen zusammen durchgehen, können wir besprechen, was auf unsere Situation anwendbar ist. Lass uns gemeinsam Bewältigungsstrategien für das nächste Mal – wenn sich die nächste Episode anbahnt – entwickeln.

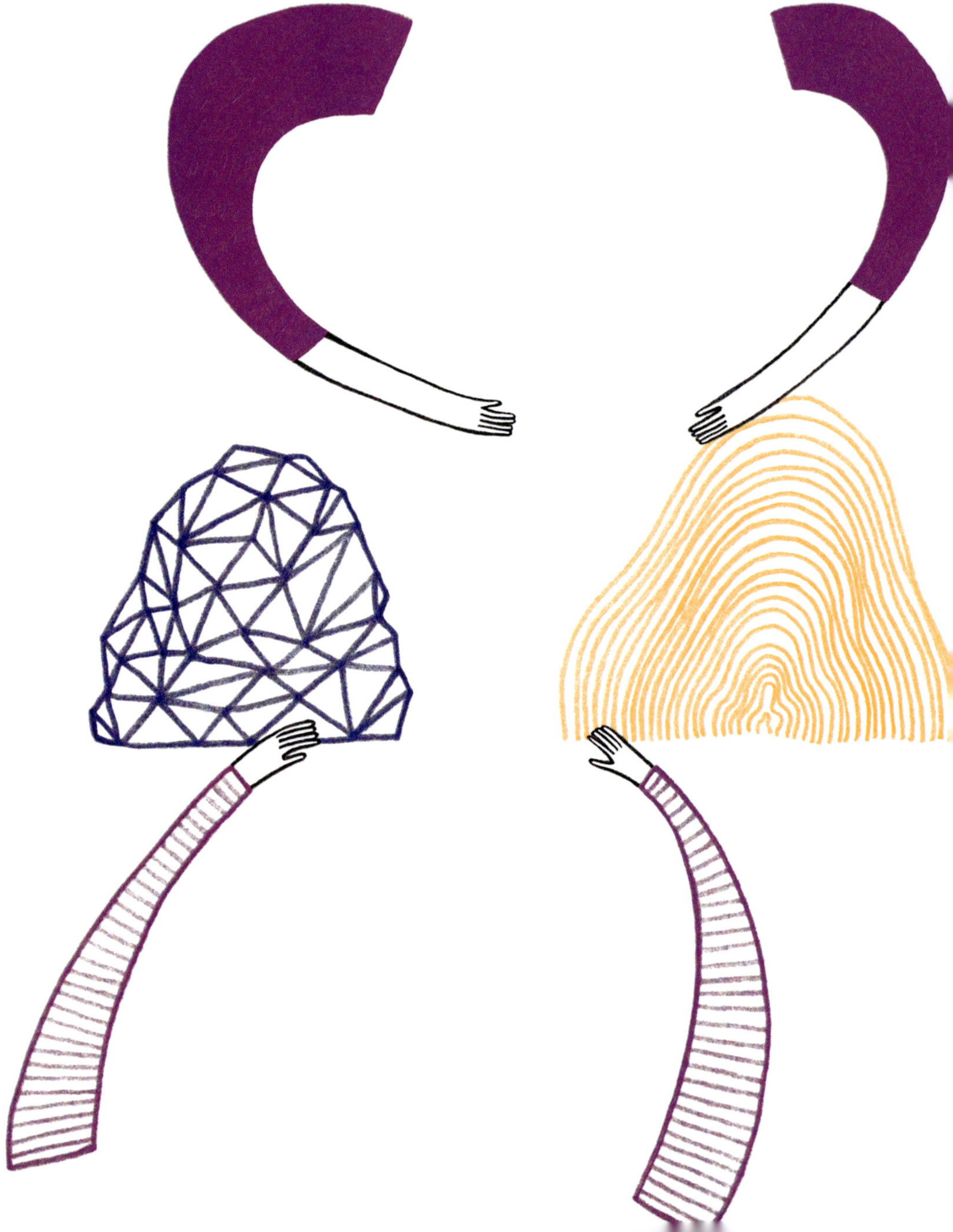

Auswirkungen auf mich und dich

Durch die bipolaren Stimmungsumschwünge verändert sich mein Verhalten dramatisch. Das wiederum wirkt sich auf dein Verhalten aus. Plötzlich befinden wir uns auf unvertrautem, womöglich feindseligem Terrain.

Wie bin ich betroffen?

Das erfolgreiche Umgehen mit der bipolaren Störung hängt auf beiden Seiten großteils von unserer Fähigkeit ab, die Symptome, die die Stimmungsschwankungen begleiten, zu erkennen. Wenn wir frühe Warnsignale ausmachen, können wir eingreifen, bevor eine ausgeprägte Manie oder Depression sich entwickelt.

Wenn eine Episode nicht verhindert werden kann, können wir mit effektiven Kontrollmaßnahmen entgegenwirken – wenn wir die verräterischen Verhaltensweisen rechtzeitig erkennen. Je eher wir erkennen, was passiert, desto besser stehen die Chancen, eine eventuell unberechenbare Situation zu entschärfen.
Es folgt ein umfangreiches Inventar von Symptomen, die sich im Vorfeld und während bipolarer Episoden zeigen können, sowie eine Beschreibung des Konflikts zwischen inneren und äußeren Realitäten. Lass uns diese Listen zusammen durchgehen und besprechen, was davon in meinem Fall meistens zutrifft. Vielleicht ist es noch erkenntnisreicher für uns, die Listen getrennt voneinander durchzugehen und die Symptome aufzuschreiben, die wir für zutreffend halten. Das Vergleichen der Ergebnisse hinterher kann aufschlussreich sein – und Überraschungen bereithalten.

Die Tiefs einer Depression

Das Vorhandensein einer Depression ist schwer zu ignorieren. Denn der damit verbundene Schmerz ist für uns beide offensichtlich, egal, ob ein Stimmungsabfall sich langsam anbahnt oder recht plötzlich in Erscheinung tritt. Typische Merkmale können dennoch widersprüchlich sein und uns täuschen.

Meine Gefühle

Bei einer Depression denkt man an allumfassendes Niedergedrücktsein. Die Gefühle dabei sind lähmend und öffnen negativen Gedanken und körperlichen Beschwerden Tür und Tor. So kann es bei mir aussehen:

- Ich bin von Traurigkeit und Verzweiflung überwältigt.
- Ich bin unfähig, Spaß am Leben oder überhaupt Freude zu empfinden.
- Ich werde von unkontrollierbaren Weinkrämpfen ausgelaugt.
- Im Widerspruch dazu, zeige ich vielleicht gar keine Gefühle, fühle mich leer und wie betäubt.
- Ich bin bedürftiger als sonst.
- Auch bei sehr positiven Erlebnissen bleibe ich bedrückt.
- Ich schäme mich meines Zustandes.
- Ich habe Angst vor dem, was mit mir geschieht.

Meine Gedanken

Sehr negativ geprägt sind auch meine Gedanken, wenn auch nicht so sichtbar wie die Gefühle. Durch das, was ich sage, kommt Verwirrung oder pessimistisches Denken zum Ausdruck.

- Übergroße Sorgen um reale oder eingebildete Probleme belasten mich.
- Ich wälze Gedanken über den Sinn des Lebens und das Leid.
- Auf die nagenden Fragen gibt es keine Antwort, und ich zweifle an allem.
- Meine Äußerungen sind überwiegend negativ: »Ich halte es einfach nicht mehr aus!«, »Was soll das alles?, »Keiner interessiert sich für mich.«, »Es ändert sich nie was.«
- Ich blicke pessimistisch in die Zukunft und kann mir nicht vorstellen, dass es jemals besser wird. Ich habe absolut keine Hoffnung.
- Es fällt mir sehr schwer, mich zu konzentrieren, und meine Aufmerksamkeitsspanne ist sehr kurz.
- Ich bin extrem vergesslich.
- Meine Fähigkeit, auch nur einfache Entscheidungen zu treffen, ist sehr beeinträchtigt.
- Mein Zeitgefühl ist gestört. Tage und Nächte ziehen sich endlos hin. Eine Zukunft kann ich mir nicht vorstellen.
- Lösungen für meine Probleme kann ich mir nicht vorstellen.
- Ich werde die ganze Zeit von Todes- und Selbstmordgedanken beherrscht.

Mein Körper

Obwohl du viele körperliche Anzeichen – wie das bereits erwähnte schwere Herz – nicht sehen kannst, gibt es zahlreiche

Hinweise auf mein Leiden. Vielleicht beobachtest du folgende:

- Mein Appetit ist verändert; ich esse entweder zu viel oder zu wenig.
- Mein Schlafrhythmus ändert sich; ich schlafe viel zu viel oder viel zu wenig.
- Ich seufze schwer und kann dir nicht in die Augen sehen.
- Meine Körperhaltung ist zusammengesackt.
- Ich leide an unerklärlichen Beschwerden wie z. B. Kopf- und Rückenschmerzen und kann zum Hypochonder werden.
- Meine Reaktionszeit ist langsamer.
- Ich habe absolut keine Energie, bin ständig müde und nicht so aktiv wie sonst.
- Ich bin Stress hilflos ausgeliefert.

Meine Seele

Wenn ich depressiv bin, ist mein Selbstwertgefühl so niedrig wie sonst nie. Dafür gibt es meist keinen Grund, aber meine Selbstachtung leidet ebenfalls, wenn ich nichts tun kann, das mich positiv bestärkt.

- Ich schätze mich nicht nur gering, sondern mache mich bis zur Selbstverachtung nieder.
- Von so etwas wie Selbstvertrauen bleibt nichts übrig.
- Ich fühle mich wertlos und glaube, keine Liebe zu verdienen.
- Ich werde von Schuldgefühlen überwältigt und bin übertrieben selbstkritisch. Vielleicht verharre ich bei längst vergangenen Fehlern und Sünden.

Mein Antrieb

Hierbei weist eher das Fehlen als das Vorhandensein von etwas auf meinen depressiven Zustand hin. Die Beweggründe, die mich normalerweise zum Handeln bringen, bleiben aus. Wenn mir bewusst wird, dass ich etwas tun sollte, frage ich mich: »Wozu?« Eine Antwort, die meine Mattigkeit außer Kraft setzen kann, taucht nur selten auf.

- Körperhygiene und mein Aussehen interessieren mich immer weniger. Es kann vorkommen, dass ich tagelang dasselbe trage bzw. mich nicht wasche.
- Nichts inspiriert mich oder weckt meine Aufmerksamkeit. Mir ist alles egal.
- Apathie und Lethargie zeichnen meine Haltung aus. Ich habe keinen Wunsch, irgendetwas zu tun.
- Ich kann die meiste Zeit im Bett oder vor dem Fernseher verbringen.
- Schon das morgendliche Zähneputzen erfordert eine große Anstrengung. Ich kann nicht einmal die kleinsten Routineaufgaben erledigen.

- Aufgaben, die mir immer leicht fielen, überfordern mich jetzt. Ich arbeite langsamer und brauche deshalb länger.
- Dinge häufen sich an, da mir davor graut, etwas anzufangen, und ich schiebe alles auf die lange Bank.
- Schon vorm Erledigen einer Aufgabe habe ich das Gefühl, dass es vergeblich ist.
- Die Konsequenzen meiner Untätigkeit interessieren mich nicht.

Meine Kontaktbereitschaft

Wenn ich depressiv bin, ist jeder Austausch mit der Außenwelt furchteinflößend und zu viel für mich. Du wirst definitiv den Unterschied bemerken, wie ich mit dir oder anderen interagiere – oder besser gesagt, wie ich das nicht tue.

- Ich ziehe mich zurück, weigere mich, Freunde zu treffen oder mich überhaupt zu verabreden.
- Sogar zu Hause halte ich Abstand und vermeide den Kontakt zu meinen Angehörigen.
- Ich kann oder will nicht kommunizieren. Ich gehe weder ans Telefon, noch höre ich den Anrufbeantworter ab, öffne keine Briefe und sehe nicht nach neuen E-Mails.
- Es ist schwierig, mich in ein Gespräch zu verwickeln. Wenn ich doch spreche, dann leise und langsam.
- Sex und Nähe sind weniger wichtig.
- Ich fühle mich leicht zurückgewiesen und werde immer verletzlicher.
- Weil ich mich so ungeschützt fühle, meide ich möglichst neue, unvertraute Orte oder Menschen und habe vielleicht Angst, das Haus zu verlassen.

Meine Reaktionen

Da bipolare Episoden als extrem definiert sind, ist es nicht verwunderlich, dass mein Verhalten oft unausgewogen ist.

- Vielleicht flüchte ich in übermäßigen Alkohol- oder Drogenkonsum. (Zwischen bipolarer Störung und Suchtmittelmissbrauch besteht eine starke Verbindung.)
- Ich kann vielleicht an gar nichts mehr glauben oder werde zwanghaft religiös.
- Möglicherweise beginne ich, Selbstmord als einzige Alternative anzusehen.

Das Innen und Außen einer Depression

In der Depression besteht meine innere Realität aus nichts als Schmerz, nie endendem und durchdringendem Schmerz. Körperlich, geistig und seelisch. Es fühlt sich wie eine quälende, unerbittliche Seelenmigräne an. Auch wenn ich mich durchs Leben bewegen kann, ist meine innere Pein ständig da. Das Leiden ist meine einzige Realität; alles außerhalb von mir ist fern und trügerisch. Dem Sog nach innen kann ich nicht widerstehen. Stück für Stück ergreift die Höllenqual Besitz von mir, bis ich selbst der Schmerz bin, vollkommen gelähmt und unfähig zu entkommen.

Meinen elenden Zustand, in dem es keinen Trost gibt, projiziere ich auf die äußere Realität. Ich sehe allein durch den Filter meines inneren Schmerzes. Damit bin ich so beschäftigt, dass ich das, was außerhalb meiner selbst vorgeht, vielleicht nicht einmal bemerke. Ich kann mich damit nicht befassen. Es ist mir egal. Schließlich hört die äußere Welt auf zu existieren. Wenn andere versuchen, mich in ihre Wirklichkeit zu ziehen, funktioniert das nicht, weil ich in der vollkommenen Ausweglosigkeit meiner inneren Realität gefangen bin. Auch Versuche, mich in meiner Welt zu erreichen, scheitern. Für mich ist klar, dass niemand verstehen könnte, was ich erlebe. Also schließe ich mich ab und die Außenwelt aus. Um zu riskieren, dass jemand oder etwas mir wehtut, bin ich zu verletzlich. Ich möchte nur, dass alle weggehen und mich in Ruhe lassen. Aus meiner Sicht sind unsere Welten unüberbrückbar verschieden. Sie liegen Lichtjahre voneinander entfernt und schließen einander vollkommen aus.

Wenn ich mich trotz meines Leidens zwinge, mich nach draußen zu wagen, ist es dort laut, grell und bedrohlich. Das hektische Tempo ist mir zu groß, sodass ich nicht mithalten kann. Ich empfinde die Außenwelt als unsensibel und einschüchternd. Ihre Bewohner sind aufdringlich und fordernd. Wenn etwas Negatives passiert, nehme ich die Außenwelt umso mehr als rauen, feindlichen Ort wahr. Ich schütze mich und ziehe mich weiter in meine innere, sicherere Welt zurück. Das ungeheure Ausmaß der Außenwelt überfordert mich, und ich nehme nicht nur emotional, sondern auch konkret Abstand, indem ich nicht zur Arbeit und zu privaten Veranstaltungen gehe. Vielleicht gehe ich sogar überhaupt nicht mehr aus dem Haus.

Die halben Hochs einer Hypomanie

Die Hypomanie, eine leichte Form der Manie, ist vielleicht am schwersten zu identifizieren. Wenn ich hypomanisch bin, könnte es so aussehen, als sei ich außergewöhnlich guter Laune. Sie ist jedoch ein bisschen zu gut, ein wenig »übertrieben«. Sie kann der Vorläufer einer voll entwickelten manischen Episode sein.

Meine Gefühle

Die Gefühle, die ich bei Hypomanie habe, findet jeder erstrebenswert, denn sie sind warm und ungetrübt. Sie sind nur ein ganz kleines bisschen weiter oben angesiedelt und vielleicht nicht als problematisch zu erkennen.

- Ich bin lebhaft und überschwänglich.
- Ich liebe das Leben und bin richtig euphorisch.
- Auch bei offenbar negativen Ereignissen bleibe ich gut gelaunt.
- Die Kehrseite davon ist, dass ich leicht erregbar sein könnte.

Meine Gedanken

Das charakteristischste Merkmal einer Hypomanie sind vielleicht meine von Selbstvertrauen geprägten Überzeugungen. Meine Realität besteht aus Optimismus, den ich auf alles und jeden projiziere. Die Umstände können mir kaum je etwas anhaben.

- Ich habe ausschließlich positive Gedanken.
- Offen und neugierig, bin ich an allem Neuen interessiert.
- Ich bin geistig wach und kann schnell denken.
- Andererseits kann meine Aufmerksamkeitsspanne kürzer sein, und ich kann mich eventuell schlechter konzentrieren.
- Ich bin kreativer als sonst. Mensch, was bin ich kreativ!
- Inspiration und gute Ideen fließen wie von selbst.
- Ich bin davon überzeugt, dass alles, was ich anfange, ein Erfolg wird.
- Die Zukunft winkt vielversprechend, und ich freue mich darauf.

Mein Körper

Ich verkörpere geradezu die Gesundheit. Ich fühle mich nicht nur gut, sondern sehe auch so aus. Man bemerkt das oft und macht mir Komplimente.

- Körper, Geist und Seele sind in Gleichgewicht und Harmonie.
- Vitalität und Energie sind im Überfluss vorhanden.
- Ich bin körperlich belastbar und habe mehr Ausdauer.
- Schlafen ist weniger nötig. Manchmal bin ich nach drei bis vier Stunden Schlaf voller Energie.
- Nicht nur ich – sondern auch andere – stellen einen höheren Grad an sexueller Energie bei mir fest.
- Ich achte auf Körperpflege und ein ordentliches Erscheinungsbild.
- Ich kann fahrig und aufgedreht wirken.

Meine Seele

Nie ist Eigenliebe offensichtlicher als bei Hypomanie – glücklicherweise nicht in egoistischer Form. Stattdessen gibt sie mir die Kraft, andere auf höherer Ebene zu achten und zu lieben.

- Mein Selbstwertgefühl ist stark.
- Ich achte meine persönlichen Eigenheiten und Talente.
- Auf das, was ich im Beruflichen und im Freundeskreis beitrage, bin ich stolz.
- Die Meinung anderer zählt schon, aber ich lass mich von ihr auch dann nicht beeinflussen, wenn sie kritisch sein sollte.

Mein Antrieb

Das Beste an der Hypomanie ist, dass ich jede Herausforderung leicht meistere und alles aktiv und zuversichtlich angehe. Da ich stark aus eigenem Antrieb handle, ist der Zuspruch von anderen zwar etwas Nettes, aber nicht nötig.

- Innerer Drang bringt mich zum Handeln.
- Meine Begeisterung sorgt dafür, dass ich bei einer Sache bleibe, bis sie erfolgreich beendet ist.
- Ich habe mehr Energie und kann in kurzer Zeit eine Menge schaffen.
- Mit Stress umzugehen ist kein Problem.
- Viele verschiedene Aktivitäten machen mir Spaß.
- Ich übernehme für mich selbst Verantwortung.
- Ich probiere neue Dinge aus, ohne Angst, andere dabei zu enttäuschen.

Meine Kontaktbereitschaft

Der Umgang mit anderen fällt mir leicht und ist erfreulich, man reagiert positiv auf mich – auch du.

- Ich bin liebenswert, geistreich, charmant und humorvoll.

- Ich bin sehr aufgeschlossen und genieße es, unter Leute zu gehen.
- Statt bedrohlich, ist es für mich genussvoll, Leute kennenzulernen.
- Ich sehe das Gute in Menschen und akzeptiere sie, wie sie sind.
- Ich bin tatkräftig und verbindlich.
- Beziehungen machen mir Freude und geben mir viel.

Meine Reaktionen

Bei Hypomanie kommt es vor, dass ich mich zu gut fühle. Meine Glückseligkeit und mein Wohlbefinden haben keine Grundlage. Meine Verklärung der Welt steht in krassem Missverhältnis zur eigentlichen Lage der Dinge. Es kann sein, dass ich Probleme übersehe oder sie nicht ernst nehme.

Das Innen und Außen einer Hypomanie

Wenn ich hypomanisch bin, strahlt meine innere Realität warm und leuchtend. Ich projiziere diesen Zustand auf meine äußere Umgebung und sehe die Welt wirklich durch eine rosarote Brille. Äußere Anforderungen bewältige ich ohne Anstrengung, schwebe quasi durch die Alltagsroutine. Ich habe einen riesigen Vorrat an Antriebskraft, an gesteigerter, konzentrierter Energie.

Während einer hypomanischen Episode fällt mir die Verbindung zur äußeren Realität leicht. Meine innere Welt dehnt sich aus, um mehr Außenwelt hineinzulassen. Unternehmungen und Austausch mit anderen machen mir Spaß. Ich gehe offen und herzlich auf Leute zu – auch auf Fremde. Ich bin davon überzeugt, dass sie mich sympathisch finden, und bekomme im Allgemeinen eine positive Rückmeldung.

Innerlich platze ich vor Einfällen. Nach außen hin warte ich mit genialen Ideen und einfallsreichen Lösungen auf. Meine Kreativität und Leistungsfähigkeit werden oft bewundert, und andere schließen sich mir gerne an.

Ich erlebe die Außenwelt als freundlichen Ort. In den meisten Ereignissen sehe ich gute Gelegenheiten und nehme die negativen Aspekte der äußeren Realität nicht wirklich ernst. Hindernisse überwinde ich leicht. Auch wenn die Außenwelt mich enttäuscht, lasse ich mich nicht beirren. Ich bekomme alles mit, was um mich herum passiert, aber noch näher ist mir mein innerer Zustand.

Hypomanie ist allerdings keine reine Spazierfahrt, und sie kann Nachteile haben. Die Kommunikation mit der Außenwelt kann leiden, wenn ich alles durch einen Optimismus-Filter sehe und Komplikationen nicht wahrnehme. Dies kann auch Entscheidungen erschweren. Weil ich so viel Vorstellungsvermögen habe, glaube ich jede Situation zu durchschauen. Ich neige dazu, meinen Ansatz für überlegen zu halten und meine Lösung anderen aufzuzwingen. Deshalb funktioniere ich in einem Team vielleicht nicht besonders gut und setze andere unwissentlich herab. Wenn meine Hypomanie ein reizbares Gesicht zeigt, reagiert die äußere Welt vielleicht mit Frust oder Ärger.

Die meiste Zeit nehme ich die Lücke zwischen den Realitäten nicht einmal wahr und verspüre kein Bedürfnis, sie zu schließen. Ich scheine einfach in einer Bombenverfassung zu sein, und weder ich noch andere würden vermuten, dass etwas nicht stimmt.

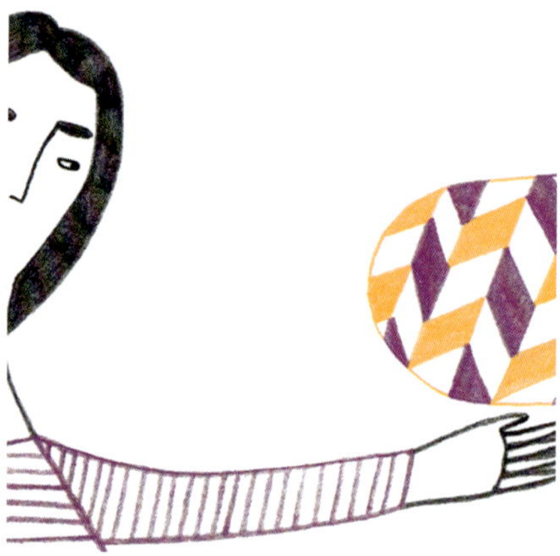

Die Hochs einer Manie

Eine ausgeprägte Manie ist für dich leichter, für mich aber schwerer zu erkennen. Ich fühle mich energiegeladen und bereit, die Welt zu erobern, und merke dabei womöglich nicht, dass irgendetwas schiefläuft. Ich hoffe, du merkst es. Du könntest es schwieriger finden, mit Manie als mit Depression umzugehen, zum Teil deswegen, weil ich sie nicht wahrhaben will.

Meine Gefühle

Während einer Manie fließen die Gefühle über und sind sehr übersteigert. Es kann leicht vorkommen, dass du dich von meinen überlebensgroßen Seelenbewegungen erschlagen fühlst.

- Ich bin euphorisch, freudig erregt oder geradezu ekstatisch.
- In anderen Momenten bin ich vielleicht reizbar und ungeduldig, aggressiv und streitlustig.
- Meine Zornausbrüche stehen oft in keinem Verhältnis zu den Umständen. Ich kann bei jeder Kleinigkeit ohne Anlass wütend werden.
- Ich bin ungeduldig, fordernd und verlange sofortige Aufmerksamkeit oder Wunscherfüllung.

Meine Gedanken

Von meinen Gedanken fühlst du dich vielleicht übermannt und eingeschüchtert. Du siehst vielleicht den Irrtum in meinen Überlegungen und machst dir Sorgen über die Folgen, wenn sie ausgeführt werden sollten. Ein zusammenhängendes Gespräch könnte unmöglich sein.

- Meine jagenden Gedanken springen von einem Thema zum nächsten, und ich habe Schwierigkeiten, genau zu sagen, was ich meine.
- Ich kann mitten im Satz vergessen, was ich sagen wollte. Vergesslichkeit kann allgemein große Probleme bereiten.
- Ich sehe eine Verbindung zwischen Dingen, die nichts miteinander zu tun haben. Du kannst meiner Logik vielleicht nicht folgen, aber für mich ergibt das Ganze einen wunderbaren Sinn. Ich kann ärgerlich werden, wenn du das nicht nachvollziehen kannst.
- Ich bin rechthaberischer als sonst und versuche, anderen meine Meinung aufzuzwingen.
- Ich kann mich nicht lange genug konzentrieren, um irgendwelche Handlungsmöglichkeiten zu erkennen und abzuwägen. Ich tendiere zu Spontan-

handlungen. Wenn ich doch Entscheidungen treffe, lassen sie auf ein sehr dürftiges Urteilsvermögen schließen. Dies kann bei großen Entscheidungen mit weit reichenden Konsequenzen verheerend sein.

- Ich bin schnell abgelenkt, gerate leicht in Verwirrung, bin unorganisiert und chaotisch.
- Andererseits bin ich unheimlich schöpferisch und setzte meine Einfälle leidenschaftlich um. Ich kann mich wie besessen einer einzigen Sache widmen und dafür alles andere vernachlässigen.
- Ich habe eventuell, wie ich meine, göttliche Eingebungen. Wenn ich sie jedoch in die Tat umsetzen will, bin ich häufig zum Scheitern verurteilt, weil ich ihre Mängel nicht sehe und sie so unrealistisch sind.
- Vielleicht hecke ich große Pläne aus, wie z. B. meine Arbeit aufgeben und etwas ganz Neues anfangen oder eine Weltreise. Beim Versuch, mich am Ausführen dieser Vorhaben zu hindern, könntest du große Schwierigkeiten bekommen.
- Wortspiele und -witze finde ich unwiderstehlich.
- Alles erscheint so einfach und ist so offensichtlich. Ich bin mir sicher, eine Lösung für alle Übel der Welt zu haben. Weltfrieden? Kein Problem.

Mein Körper

Im manischen Zustand kann ich die nervöse Energie, die mich in ihrer Gewalt hat, nicht im Zaum halten. Ohne Mühe wirst du, die Veränderung in meiner Mimik und Gestik wahrnehmen können und auch, dass ich aktiver als sonst bin.

- Ich drehe so auf, dass ich vergesse zu essen.
- Ich bin unruhig und laufe vielleicht viel herum, unfähig, mich hinzusetzen oder zu entspannen.
- Ich brauche nicht so viel Schlaf wie normal und schlafe pro Nacht vielleicht nur wenige Stunden oder gar nicht. Trotzdem kann ich sogar größere körperliche Ausdauer verspüren.
- Im Gegensatz dazu kann ich mich durch Schlafmangel und Überanstrengung an den Rand der Erschöpfung bringen.
- Meine Wahrnehmung ist möglicherweise verändert. Farben können besonders intensiv erscheinen. Musik kann überwältigend schön oder aufwühlend sein.
- Meine Libido ist sehr gesteigert und ich versuche eventuell, meinen Partner zu häufigerem Sex zu zwingen.
- Ich habe ein Übermaß an Energie und bin sowohl körperlich als auch geistig aktiver, wahrscheinlich bis zur Übersteigerung.

- Erscheinungsbild und Körperhygiene sind ganz und gar unwichtig.

Meine Seele

Es leiden so viele Menschen an einem mangelnden Selbstwertgefühl, dass man sich schwerlich jemanden vorstellen kann, der zu viel davon hat. In meinem manischen Zustand steigert sich jedoch mein hohes Selbstvertrauen zu einem Überlegenheitsgefühl. Meine Umgebung kann sich leicht angegriffen fühlen, wenn ich sie als unterlegen behandle.

- Gefühle von Grandiosität, Selbstherrlichkeit und aufgeblasenem Selbstbewusstsein durchdringen alles.
- Mein Selbstvertrauen steht in keinem Verhältnis zu meinen tatsächlichen Fähigkeiten.
- Ich mag mich so, wie ich bin, und werde darauf bestehen, dass mit mir alles in Ordnung ist.

Mein Antrieb

Der Drang, den ich bei Manie fühle, geht über reine Motiviertheit hinaus. Es wird eine Besessenheit daraus, die mir keine Ruhe lässt, bis ich meine Ideen ausführe. Du wirst den Unterschied in meinem Maß an Aktivität bestimmt bemerken.

- Ich nehme sinnlose Beschäftigungen auf, nur um etwas zu tun zu haben.
- Sich mehr aufzuladen, als man schaffen kann, und mehrere Dinge auf einmal zu tun, ist typisch manisches Verhalten. Manchmal wird es mir dann zu viel, und ich mache nichts zu Ende.
- Ich erkenne nicht, was wirklich getan werden muss, und kann keine Prioritäten setzen.
- Meine Besessenheit bei bestimmten Ideen bringt mich dazu, wie verrückt an einem Projekt zu arbeiten und dafür anderes, was ich eigentlich tun sollte, zu vernachlässigen. Auf diese Weise kann ich enorm viel schaffen.
- Sobald mir etwas Neues einfällt, lass ich meine Beschäftigung vielleicht fallen.

Meine Kontaktbereitschaft

Von allen Stimmungen ist Manie vielleicht die schwierigste für die Menschen in meiner Nähe. Mein Verhalten ist so unvorhersehbar, dass sie nicht wissen, wie sie reagieren sollen. Sie können sich eingeschüchtert oder abgestoßen fühlen. Alle meine Beziehungen leiden.

- Ich bin umgänglicher als sonst und spiele manchmal quasi die Rolle des Animateurs. Mein Lachen kann sich jedoch unkontrolliert oder forciert anhören, und manchmal finde ich das »Falsche« extrem komisch.

- Meine Wahrnehmung ist einseitig: Entweder sind alle für oder alle gegen mich.
- Vielleicht lasse ich mich auf unerlaubten Sex ein. Ich kann häufig die Partner wechseln und indiskret sein.
- Das Gefühl, verfolgt zu werden, geht in Misstrauen und Paranoia über.
- Die Bedürfnisse anderer kümmern mich nicht. Ich ignoriere sie vielleicht nicht nur, sondern verletze sie sogar.
- Was andere von mir denken, ist mir ebenfalls egal. Weder Verhaltensnormen noch Erwartungen anderer spielen für mich eine Rolle.
- Ich trage vielleicht schrille Farben oder kleide mich provozierend.
- Ich versuche, Situationen und Menschen zu dominieren und erteile Befehle.
- Ich fühle mich zu ununterbrochenem Reden getrieben. Ich spreche schnell und lasse dir so gut wie keine Gelegenheit, zu Wort zu kommen. Ein normales Gespräch ist so nicht möglich. Ich spreche laut, intensiv und gepresst. Vielleicht fuchtele ich mit den Händen herum.
- Ich kann mich möglicherweise nicht verständlich machen und verstehe auch nicht, was du mir klarzumachen versuchst.

Meine Reaktionen

Manie besteht sozusagen aus Übermaß. Sie sprengt jeden Aspekt meines Daseins. Ein Gleichgewicht ist nirgends in Sicht, und das daraus folgende Chaos kann sehr zerstörerisch sein. Manisches Verhalten äußert sich häufig derart, dass die weitreichenden Schäden später kaum mehr zu beheben sind.

- Ich glaube unbesiegbar zu sein. Ich gehe Risiken ein, die ich normalerweise nicht eingehen würde, z. B. ungeschützten Sex, waghalsiges Fahren oder selbstprovozierte Schlägereien. Meine Sicherheit ist mir gleichgültig.
- Ich verliere meine Hemmungen und die Selbstkontrolle. Die Folgen meines Handelns sind mir unwichtig.
- Mein Benehmen ist unangemessen.
- Ich werde vielleicht fanatisch religiös.
- Ohne Gedanken an das finanzielle Nachspiel gehe ich vielleicht auf Einkaufstouren, kaufe ausgefallene Sachen in großen Mengen, mache teure Geschenke, verspiele Ersparnisse und mache große Schulden.
- Vielleicht wende ich mich beim Versuch, mit meiner Lage zurechtzukommen, dem Alkohol oder Drogen zu.
- Es könnte vorkommen, dass ich das Haus ohne Ankündigung verlasse und lange wegbleibe, so dass du dich fragst, wo ich bin und ob es mir gut geht.

Meine Unbeherrschtheit

Als wären diese Extreme noch nicht genug, kann die Manie noch weiter um sich greifen. Die folgenden Verhaltensweisen sind nicht nur für mich, sondern auch für meine menschliche Umgebung bedrohlich. Im Falle einer Eskalation ist professionelles Eingreifen unbedingt notwendig, auch wenn das ohne mein Einverständnis geschieht.

- Vielleicht halluziniere ich und nehme etwas wahr, das gar nicht da ist, oder höre Stimmen, die mir auftragen, seltsame Dinge zu tun.
- Ich habe vielleicht Wahnvorstellungen und glaube z. B. Superkräfte zu besitzen.
- Wenn ich besonders wütend bin, schreie ich möglicherweise, mache Sachen kaputt oder greife dich verbal oder körperlich an. Ich kann gewalttätig werden.
- Ich könnte auf Selbstverletzung zurückgreifen, um meinem angestauten Schmerz ein Ventil zu verschaffen.
- Mein unangemessenes Verhalten bringt mich vielleicht mit dem Gesetz in Konflikt.
- Ich kann selbstmordgefährdet sein oder ankündigen, dass ich mich selbst oder andere verletzen will.

Das Innen und Außen einer Manie

Wenn ich manisch bin, ersetzt meine aufgewühlte, brennende, unkontrollierte und grenzenlose innere Energie alles andere. Es ist, als ob ungerichtete Raketen im Inneren gezündet werden und draußen explodieren. Meine ungebändigte innere Realität besteht aus rein nervöser, tyrannischer Energie, die alles außerhalb meiner selbst überlagert. Ich fühle mich körperlich, geistig und seelisch aufgeladen. Ich glaube vielleicht, mich normal zu benehmen, aber mein Handeln ist alles andere als normal. Wenn ich versuche, der Alltagsroutine zu folgen, ist alles, was ich tue, dieser unbändigen Gewalt unterworfen. Ich stülpe meine verzerrten inneren Wahrnehmungen allem und jedem über. Meine eigene innere Kraft ist das, was real ist; alles andere verblasst im Vergleich dazu.

Diese gesteigerte innere Kraft und grenzenlose Energie machen einen normalen Austausch mit der Außenwelt schwierig. Da ich mich nicht so sehen kann, wie andere mich sehen, schätze ich die Art und Weise, wie sie mit mir in Kontakt zu treten versuchen, überhaupt nicht. Ich sage gar nichts mehr, weil ich andere für zu unbedeutend und beschränkt halte, um mich zu verstehen. Ich habe das Bedürfnis, eine äußere Welt zu erobern, die offensichtlich zu langsam und zu mittelmäßig ist. Da das Machtgefühl zunehmend von mir Besitz ergreift, wird meine innere Welt zusammengedrängt und muss sich ausdehnen, um in der Außenwelt noch mehr Platz einzunehmen. Mein Einflussbereich erweitert sich, und ich glaube die Macht zu haben, alles um mich herum bestimmen zu können. Nicht nur ist meine innere Realität zu klein, um meine ganze Energie zu beherbergen, sondern die äußere Realität fühlt sich ebenfalls begrenzt an. Ich wünschte, alle würden mir aus dem Weg gehen. Ich kenne alle Antworten und brauche keinen, der mir sagt, was ich zu tun habe. Meinungen anderer gegenüber bin ich unempfindlich. Ich weiß es besser. Ich glaube jede Situation visionär zu durchschauen und die eigentliche Wirklichkeit besser als jeder andere zu begreifen.

Wenn andere versuchen, mir ihre Sicht der Wirklichkeit nahe zu bringen, scheitern sie, da ich in meiner verzerrten Wahrnehmung gefangen bin. Ich schiebe die anderen weg und schreibe sie als zu beschränkt ab. Wenn sie wollen, dass ich mich beruhige, drehe ich erst recht auf. Ich projiziere meine Überlegenheitsgefühle auf die Außenwelt, die mich als arrogant wahrnimmt. Für eine äußere Welt, die mit mir nicht mithalten kann, mir die Stimmung verderben und Steine in den Weg legen will, habe ich nichts als Verachtung übrig. Ich identifiziere mich so sehr mit meiner inneren Welt, dass ich alles wegwische, was draußen passiert. Was die Außenwelt von mir hält, interessiert mich nicht. Ich handle in Übereinstimmung mit meinen eigenen inneren Regeln, die auf einer verqueren Interpretation der Realität draußen beruhen.

Innerhalb meiner inneren Realität male ich mir eine äußere Realität aus, die bunt und anregend ist. Wenn ich dann jedoch tatsächlich mit dieser Welt zu tun habe, finde ich sie langweilig und öde im Vergleich zur Intensität meiner Gedanken und Gefühle im Inneren. Das Tempo ist zu langsam, und andere können nicht mit mir mithalten. Ich finde die äußere Welt ermüdend und langweilig, ihre Bewohner lahm und unterbelichtet. Niemand versteht die tollen Ideen, die in mir entstehen. Wenn ich etwas anregendere Situationen vorfinde, möchte ich mittendrin sein. Ich neige dazu, anderen zu nahe zu treten und sie mit meinem wilden Benehmen zu überfordern. Ich werde von einem inneren Feuer verzehrt und habe keine Ahnung, wann ich die Grenze zwischen »energiegeladen« und »anstößig« überschreite. Manchmal kann die Projektion meiner Gedanken und Gefühle so vollständig sein, dass ich vielleicht unfähig bin, innere und äußere Realität auseinanderzuhalten. Dies ist besonders gefährlich, wenn ich Halluzinationen oder Wahnvorstellungen habe.

Episoden mit gemischten Merkmalen

Zusätzlich zu manischen, hypomanischen und depressiven Schüben kann ich Episoden erleben, in denen manische und depressive Symptome gleichzeitig auftreten. Ich kann in erster Linie depressiv sein mit zusätzlichen manischen Symptomen oder vorwiegend manisch mit depressiven Elementen. Ich kann z. B. die Unruhe und Aggressivität der Manie an den Tag legen, während ich gleichzeitig gefühlsmäßig verzweifelt bin wie bei der Depression. Ich kann alle bisher erwähnten Symptome in wechselnder Zusammensetzung und Intensität erleben. Dieser Zustand ist für mich einer der schwierigsten und stellt sicherlich auch die größte Herausforderung für andere dar.

Mannigfaltige Symptome

Du fragst dich vielleicht, wo die Grenze zwischen „normalem" und krankhaftem Verhalten ist. Bipolare Symptome sind gewöhnlich intensiver, halten länger an und stören übliche Verhaltensmuster. Es kann sein, dass sie zu den tatsächlichen Umständen keinen Bezug haben. Einige typische Verhaltensweisen sind offensichtlich, während andere schwerer auszumachen sind. Auch wenn ich bestimmte Merkmale aufweise, erkenne ich sie nicht unbedingt als solche, und es wird vielleicht bei dir liegen, mich auf sie aufmerksam zu machen.

Obwohl es wichtig ist, Symptome gleich bei ihrem ersten Erscheinen zu erkennen, ist nicht jede Gefühlsäußerung meinerseits ein Anzeichen einer Episode. Ich kann auch erwartungsgemäß glücklich oder traurig über Ereignisse in meinem Leben sein, genau wie jeder andere auch. Die Frage ist immer, ob meine Stimmung den aktuellen Ereignissen angemessen ist. Während einer Episode kann ich depressiv sein, wenn alles in Ordnung ist, oder euphorisch trotz tragischer Vorfälle. Wenn meine Gefühle unpassend und extrem zu sein scheinen, sage mir, was du wahrnimmst. Bitte mich um Prüfung meiner Gefühle und hilf mir dabei zu bestimmen, ob sie Anzeichen einer Episode sind oder nicht.

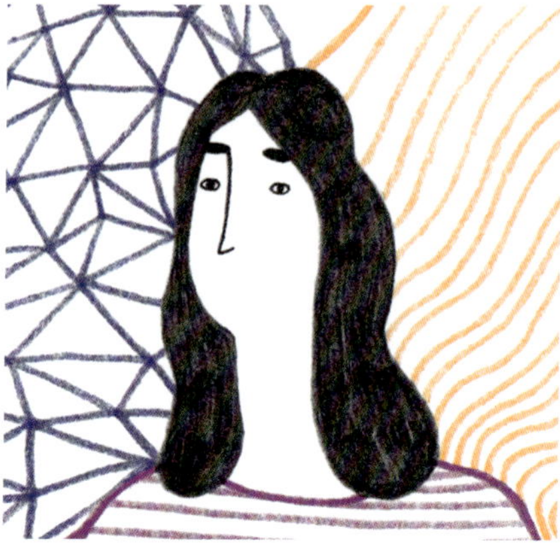

Wie bist du betroffen?

Jedes Symptom, das ich aufweise, und jede Situation, vor der wir stehen, löst bei dir eine Reaktion aus. Genauso, wie es wichtig war, meine Verhaltensweisen zu betrachten, ist es notwendig, deine eigenen Gedanken und Gefühle zu untersuchen. Bewusstsein auf beiden Seiten, in beide Richtungen, ist der Schlüssel zur Bewältigung.

Deine Gefühle

Wenn du meinen Hochs und Tiefs gegenüberstehst, wirst du natürlich auch deine eigenen erleben. Nicht nur meine Gemütsbewegungen sind tiefgehend. Auch du selbst wirst mit intensiven Regungen zu kämpfen haben. Es ist daher sehr wichtig, sie so anzunehmen, wie sie sind, und sie mit genauso viel Geduld zu behandeln wie bei mir.

Abscheu bis Zuneigung

Da meine Stimmung von einem Extrem ins nächste schwankt, werden deine Empfindungen ebenfalls ein weites Spektrum umfassen. Möglicherweise

- bist du traurig darüber, dass es so ist, wie es ist.
- wirst du selbst depressiv.
- verlierst du die Hoffnung, wenn du es nicht schaffst, mit der Situation zurechtzukommen.
- fühlst du dich als Opfer oder Märtyrer und versinkst in Selbstmitleid.
- fühlst du dich von meinen gedankenlosen oder unfreundlichen Worten verletzt.
- bist du wütend auf mich, meine Ärzte oder die ganze Welt.
- sind deine Gefühle wie abgestorben.
- fühlst du dich schuldig, weil du all diese Gefühle hast.

Während meine Gefühle häufig keinen offensichtlichen Grund haben und scheinbar der Erkrankung entspringen, entstehen deine als Antwort auf sehr reale Auslöser. Hier besteht also die Möglichkeit, diese Umstände, die deine emotionale Reaktion hervorrufen, zu verändern. Wenn aber objektive Gegebenheiten nicht geändert werden können, müssen subjektive Blickwinkel neu ausgerichtet werden. Dies erreicht man oft am besten dadurch, dass man die Situation mit anderen bespricht und sich ihre Ansichten anhört. Nur wenn du die gesamte Bandbreite deiner Gefühle zulässt, wirst du Entlastung erfahren.

Vereinsamung

Genauso wie niemand ganz verstehen kann, was ich durchmache, kann niemand wirklich erfassen, vor welchen Problemen du stehst. Möglicherweise findest du dich in einigen der folgenden Aussagen wieder. Vielleicht

- fühlst du dich meinen Attacken und der Grausamkeit anderer ausgeliefert, die die Situation nicht einschätzen können.
- ärgerst du dich über die gut gemeinten, aber »ahnungslosen« Ratschläge anderer, weil du dich dadurch missverstanden fühlst.
- fühlst du dich einsam und von mir, anderen Familienmitgliedern oder Freunden verlassen.
- fühlst du dich im Stich gelassen, wenn ich mich in mein Schneckenhaus zurückziehe und deine Bemühungen, mich zu erreichen, zurückweise.
- fragst du dich, ob in unserer Beziehung etwas grundsätzlich nicht stimmt.
- fühlst du dich ungeliebt, weil ich nicht mehr in der Lage bin, meine Zuneigung auszudrücken.
- ziehst du dich gefühlsmäßig von mir zurück, um dich zu schützen.

Zu einer Beziehung gehören immer zwei. Der Umgang mit einer bipolaren Störung ist jedoch eine sehr einsame Herausforderung, und du stehst vielleicht mit deinen Gefühlen alleine da. Wie in allen Beziehungen, ist Kommunikation das Mittel der Wahl, um wieder in Kontakt zu kommen. Deinen Gefühlen eine Stimme zu verleihen, kann ein wichtiger Schlüssel sein.

Entfremdung

Deine Meinung über mich und deine Haltung mir gegenüber werden sich höchstwahrscheinlich ändern. Eventuell

- magst du mich einfach nicht so, wie ich jetzt bin.
- erschreckt dich der Mensch, der ich geworden bin, bzw. fühlst du dich der Person entfremdet, die du früher kanntest.

- hasst du mich dafür, dass ich dich in diese unmögliche Lage gebracht habe und mich nicht stärker bemühe.
- bist du schockiert und empört, wenn du mit den Folgen meines manischen Verhaltens konfrontiert wirst: finanziellem Ruin, sexueller Untreue, Problemen mit dem Gesetz.
- bist du darüber verbittert, dass wir für meine Behandlung so viel Geld ausgeben müssen.
- ist es dir zuwider, offenbar zwischen meinem Wohlbefinden und deinem eigenen bzw. dem der Familie wählen zu müssen.
- fühlst du dich durch mein Verhalten vor anderen gedemütigt.
- ist es dir peinlich, wenn du dich für mich entschuldigen musst.
- bist du auf die besondere Aufmerksamkeit, die ich bekomme, neidisch.
- trauerst du der Zeit vor meiner Erkrankung nach, unserer damaligen Beziehung, die für immer verloren scheint.

Die Wahrheit ist, dass wir beide Persönlichkeitsveränderungen erfahren können, wenn wir den Strapazen der bipolaren Störung gegenüberstehen. Die Frage ist, wie einschneidend diese Veränderungen sind und wie lange sie andauern. Das kann man erst wissen, wenn eine Episode vorbei ist. Unterscheide bitte zwischen der Vertrautheit, die wir in stabilen Phasen miteinander haben, und der Entfremdung, die vom Kranksein verursacht wird. Negative Veränderungen sollten wir als vorübergehend betrachten. Ich bin noch irgendwo da drinnen.

Verärgerung

Während einer sich länger hinziehenden Episode fängst du vielleicht an, dich über all das zu ärgern, was von dir verlangt wird. Möglicherweise:

- geht es dir auf die Nerven, ständig Rücksicht auf mich nehmen zu müssen.
- regst du dich über mein Nichtstun und meine Unfähigkeit, irgendetwas Konstruktives zu leisten, auf.
- gefällt es dir nicht, dass ich alles dir überlasse.
- nimmst du es übel, dass du die Extralast zu tragen hast.
- glaubst du, zum Narren gehalten zu werden.
- vermutest du, manipuliert zu werden.
- fragst du dich, ob ich die Situation einfach nur ausnutze.
- protestierst du dagegen, dass ich mich bei anderen sehr bemühe, einen Anschein von Normalität aufrechtzuerhalten, das bei dir aber nicht schaffe.
- drückt sich deine Frustration in Gehässigkeit aus.

Wenn du dich wegen deiner Verärgerung schuldig fühlst, tue ich das noch viel mehr wegen des Benehmens, das sie erzeugt. Versuche daran zu denken, dass nicht ich der Feind bin, sondern die Störung. Indem du dies zugestehst, bist du schon auf dem Weg, deinen Ärger loslassen zu können.

Furcht

Manchmal ist mein Verhalten bedrohlich, und es kommt vor, dass du
- Angst davor hast, was ich als nächstes tun könnte.
- dir Sorgen darüber machst, was passiert, wenn du mich alleine zu Hause lässt.
- befürchtest, ich könnte meine Selbstmorddrohungen wahr machen.
- Angst vor mir hast.

Die Ängste, für die meine bipolaren Verhaltensweisen der Anlass sind, sind sehr berechtigt. Tatsache ist, dass ich in den Fängen einer Episode unberechenbar und gewalttätig werden und zum Selbstmord neigen kann. An diesem äußersten Ende des Spektrums kann ich mein Verhalten möglicherweise nicht mehr kontrollieren. Du solltest im Voraus festlegen, welche Maßnahmen im Fall der Fälle ergriffen werden sollen. Dies ist spätestens der Zeitpunkt, die Hilfe anderer in Anspruch zu nehmen, seien es Familienmitglieder, Freunde oder professionelle Helfer.

Reue

Wenn du nicht in der Lage bist, dich mit deinen berechtigten Gefühlen auseinanderzusetzen, machst du dir möglicherweise Selbstvorwürfe und
- fühlst dich schuldig, weil du nicht geduldiger und verständnisvoller sein kannst.
- schämst dich deiner gelegentlichen Apathie.
- bedauerst, was du gesagt oder getan hast, das meinen Zustand anscheinend verschlimmert hat.
- leidest unter einem negativen Selbstbild, das dich als der Aufgabe nicht gewachsen zeigt.
- hast ein schlechtes Gewissen, weil du keine Lust mehr zum Helfen hast.

Anstatt dir selbst vorzuwerfen, kein perfekter Betreuer zu sein, konzentriere dich auf die Liebe, die dich motiviert, einer sein zu wollen. Erkenne deine von Herzen kommenden Versuche zu helfen an und schätze dich dafür.

Deine Gedanken

Du versuchst, unsere Situation zu verstehen und suchst nach Wegen, mit überwältigenden Gefühlen zurechtzukommen. Es wird dir bestimmt eine ganze Reihe widersprüchlicher, manchmal der Sache nicht dienende Gedanken in die Quere kommen.

Verleugnung

Wenn du mit meiner Diagnose konfrontiert wirst, hast du vielleicht Zweifel und

- fragst dich, ob ich tatsächlich eine psychische Erkrankung habe, die mein Verhalten beeinflusst, oder ob es einfach eine Schwäche meinerseits ist.
- findest sie schwer zu akzeptieren.
- schämst dich, eine psychische Störung in deiner Familie zu haben, und fragst dich, was andere darüber denken werden.
- breitest den Mantel des Schweigens aus in der Hoffnung, dass mein Zustand nur vorübergehend ist.
- machst dir Sorgen, dass andere in der Familie auch krank werden könnten.
- stehst der Zukunft ängstlich und beklommen gegenüber und bezweifelst, dass es jemals wieder wie vorher wird.

Wenn einer von uns die Wirklichkeit der Störung leugnet, lassen wir auch die mögliche Linderung durch eine Behandlung nicht zu. Der Glaube, dass mein abweichendes Verhalten von einer überwindbaren persönlichen Schwäche oder einem anderen zu lösenden Problem herrührt, verdammt uns zur Hoffnungslosigkeit. Diese Art des Denkens kann nur zu mehr Verzweiflung führen; Seelenfrieden beginnt damit, die Dinge so anzuerkennen, wie sie sind.

Verwirrung

Wenn du meinem unvorhersehbaren Verhalten ausgesetzt bist, bist du vielleicht verwirrt und

- fühlst dich überfordert, weil du nicht verstehst, was los ist, und auch nicht weißt, was du tun sollst.
- stehst meinen wechselnden Stimmungen und dem daraus folgenden Verhalten ratlos gegenüber.
- bist durcheinander von dem Widersprüchlichen, das ich sage und tue.
- fühlst dich machtlos, wenn du siehst, was ich durchlebe, und nicht helfen kannst.

Je unberechenbarer mein Verhalten wird, desto beständiger musst du sein. Wenn du dich an vertraute Verhaltensmuster hältst, beruhigt das meine geistige Verwirrung und dient als Anker, der mich vom Wegdriften abhält. Routineabläufe können die Grundlage für Stabilität bilden. Sie sind für dich genauso notwendig wie für mich.

Besessenheit

Möglicherweise lässt du dich von meinem Kranksein so vereinnahmen, dass du

- über nichts anderes mehr nachdenkst und sprichst.
- der Störung die Herrschaft über die Familienaktivitäten überlässt.
- dich aus deinen üblichen Aktivitäten und sozialen Kontakten zurückziehst und dich isolierst.
- dich ausschließlich mit mir und meinem Zustand beschäftigst.
- deine eigenen Bedürfnisse und die der Familie vernachlässigst.

Dass du meine Bedürfnisse unter Ausschluss deiner eigenen erfüllst, ist ungesund für uns beide. Sowohl für dein als auch mein Wohlergehen muss so etwas wie Ausgewogenheit bewahrt werden. Angesichts meiner Instabilität erfordert dies gezielte Anstrengungen. Du wirst bewusste Schritte unternehmen müssen, um das Gleichgewicht der Familie zu erhalten. Du kannst mir nur in Richtung Stabilität helfen, wenn du sie für dich selbst gewahrt hast. Im dritten Kapitel gibt es dazu einige Empfehlungen.

Deine Grenzen

Manchmal kann es sein, dass meine Betreuung dir mehr abverlangt, als du geben kannst. Wenn Schwere und Dauer meiner bipolaren Episoden unerträglich werden, ist es nur verständlich, dass deine Fähigkeit, damit zurechtzukommen, in Mitleidenschaft gezogen wird. Jeder hat seine Grenzen – auch du. Belaste dich also nicht mit Schuldgefühlen.

Geduld

Deine Geduld wird zuweilen bis aufs Äußerste strapaziert werden. Es kommt vor, dass du

- von der Routine, die mein Kranksein uns auferlegt, die Nase voll hast.
- außer dir gerätst, wenn ich ständig Dinge verlege oder vergesse.

- Frust entwickelst, wenn ich mich weigere, die Bewältigungsstrategien anzuwenden, auf die wir uns während meiner stabilen Phasen geeinigt haben.
- dich dabei ertappst, anderen ständig etwas vorzujammern, und dabei das Gefühl hast, dass keiner sich in deine Lage versetzen kann.
- verzweifelst und unduldsam wirst, wenn mein Zustand sich nicht bessert.
- die Hoffnung verlierst, wenn ich mich weigere, mir helfen zu lassen, aber nichts unternehme, um mir selbst zu helfen.

Wenn anstrengende Situationen sich hinziehen, ist es nachvollziehbar, dass du ungeduldig wirst. Allerdings sind weder Geduld, noch Ungeduld fest umrissene Größen, sondern sie gehen normalerweise jeweils ineinander über. Du kannst lediglich lernen, Geduld mit deiner Ungeduld zu haben und dich nicht selbst dafür fertigzumachen, dass dir die deiner Meinung nach nötige Ausdauer fehlt.

Zuversicht

Es mag sein, dass du dich demoralisiert fühlst und

- außer dir gerätst, wenn ich deine Hilfe ablehne und deine Vorschläge zurückweise.
- niedergeschlagen bist, wenn ich deine gut gemeinten Hilfeversuche als Einmischung betrachte.
- dich entmutigt fühlst, weil deine Betreuung anscheinend nichts bewegt.
- an dir selbst zweifelst, weil alles, was du tust, falsch oder unpassend zu sein scheint.
- verbittert wirst wegen der beträchtlichen Opfer, die du bringst, und weil sie nicht bemerkt und schon gar nicht gewürdigt werden.
- es übelnimmst, dass so viel von dir verlangt wird und es anscheinend immer noch nicht reicht, um einen Unterschied zu machen.
- zu dem Schluss kommst, dass alles vergeblich ist und du nicht gewinnen kannst.

Es führt ganz sicher nicht zur Zufriedenheit, wenn du dein Selbstwertgefühl vom Erfolg deiner Bemühungen abhängig machst bzw. von meiner Zustimmung oder Dankbarkeit. Dies ist der Zeitpunkt, über deinen eigenen Wert nachzudenken und deine Anstrengungen dafür zu würdigen, was sie sind: mutige, aus Liebe geschehende, beharrliche Versuche, mit einer unmöglich erscheinenden Situation umzugehen. Erkenne deine eigenen Bemühungen an und ersetze Selbstzweifel durch berechtigte Anerkennung dir selbst gegenüber.

Durchhaltevermögen

Der Umgang mit einer bipolaren Störung ist geistig, körperlich und seelisch anstrengend. Das Ergebnis könnte sein, dass du

- dich ausgebrannt fühlst, weil du so viel Verantwortung über so lange Zeit tragen musst.
- dich ausgelaugt fühlst von der ständigen Sorge und dem Stress, der durch den Umgang mit meinem Kranksein entsteht.
- nicht genug loslassen kannst, um dich ausreichend zu erholen.
- chronisch müde bist in jeder Hinsicht.
- dich über deine Grenzen hinaus getrieben fühlst, und glaubst, die Situation nicht länger ertragen zu können.

Pausenlos den Anforderungen der bipolaren Störung ausgesetzt zu sein, ist kräftezehrend. Deshalb ist es sehr wichtig, dass du dir Ruhezeiten gönnst. Wenn deine Reserven erschöpft sind, ist keinem von uns beiden geholfen. Lerne, die Last auf mehrere Schultern zu verteilen, und baue ein paar Entspannungstechniken und angenehme Aktivitäten in deinen Zeitplan ein. Diese sind nicht erst für den Feierabend gedacht, sondern sollten weit oben auf der Prioritätenliste stehen.

Entschlossenheit

Wenn es unerträglich wird, ist es vielleicht so, dass du

- glaubst, dass die Lage hoffnungslos ist, und aufgeben willst.
- dich nach einem Ausweg sehnst und anfängst, an Trennung oder Scheidung zu denken.
- dich dem Alkohol oder Drogen zuwendest, um zurechtzukommen.
- Ärzte und andere professionelle Helfer beschimpfst, weil sie unfähig sind, mich zu heilen.
- empört bist, weil das Leben uns beide so einer harten Prüfung unterwirft.

Bevor du diesen Punkt erreichst, wirst du schon eine Menge mitgemacht haben. Es ist klar, dass deine Gefühle mit der Zeit eskalieren, aber es ist keinem von uns geholfen, wenn die Situation sich dermaßen zuspitzt. Es ist wichtig, bei dir selbst auf Anzeichen zu achten, die besagen, dass deine Grenzen erreicht sind. Beuge vor, solange du Alternativen hast.

Du siehst die oben beschriebenen Reaktionen vielleicht als negativ an und verurteilst dich selbst dafür, dass du sie hast. Bedenke allerdings, dass sie alle natürlich und berechtigt sind. Wir müssen sie erkennen, akzeptieren und mit ihnen umgehen, da ihre Leugnung oder Unterdrückung für uns beide äußerst schädlich ist. Diese Art von Gefühlen haben eins gemeinsam: den Wunsch, mir zu helfen. Das ist an sich schon etwas Liebevolles, Großzügiges, das du dir zugute halten solltest. Liebe und Selbstbeschuldigung passen nicht zusammen.

Deine Stärken

Ob du es glaubst oder nicht: Der Versuch, eine bipolare Störung zu bewältigen, kann sogar positive Auswirkungen haben. Sie zu sehen kann dir helfen, deine eher negativen Gefühle in ein anderes Licht zu rücken. Jede Prüfung birgt die Hoffnung auf Veränderung. Unter den Tausenden von möglichen Reaktionen gibt es immer die Gelegenheit zur Weiterentwicklung. Die größten Herausforderungen bieten die beste Gelegenheit zur Selbstbeobachtung und zum Nachdenken. Genauso wichtig wie das Beobachten ungünstiger Symptome und Verhaltensweisen ist es, die günstigen Veränderungen und Anzeichen der Verbesserung zu bemerken.

Selbstsicherheit

Wenn du mit schwierigen Situationen konfrontierst wirst, lernst du eventuell

- dein Improvisationstalent zu nutzen und flexibler zu sein.
- entschlossener zu werden.
- ruhig und geduldig zu bleiben, auch während den härtesten Proben.
- loszulassen, wenn du nicht alles persönlich unter Kontrolle haben kannst.
- zuversichtlich zu sein, dass deine Bemühungen mir, dir und uns gemeinsam zugute kommen werden.

Selbstverantwortung

Unter der Last der zusätzlichen Anforderungen könntest du

- den Wert von Zuverlässigkeit schätzen lernen und gewissenhafter beim Erfüllen von Vereinbarungen werden.
- unvernünftigen Perfektionismus aufgeben.
- lernen, stets im Einklang mit deinen Werten und Prioritäten zu handeln.
- dich zu einem besseren Organisator entwickeln.
- lernen, Aufgaben an andere weiterzuleiten oder als Team zu handeln.

Selbsterkenntnis

Im Laufe der Zeit kannst du vielleicht
- mehr Bewusstsein für das eigene Verhalten und dessen Folgen entwickeln.
- Ichbezogenheit ablegen, dafür aber mehr Selbstbeobachtung üben.
- deine eigenen Bedürfnisse und Ansprüche herausfinden und besser auf dich selbst aufpassen.

Selbstvertrauen

Auf einer höheren Ebene ist es vielleicht möglich, dass du
- entdeckst, worauf deine eigene Stabilität beruht.
- lernst, deine innere Führung wahrzunehmen und ihr mehr zu vertrauen.
- mitten im Wahnsinn gelassener und heiterer bleibst, dankbar für die Stabilitäts- und Ruhephasen.
- trotz wechselnder Umstände unerschütterlich bist.

Selbstwertgefühl

Ein wohlverdientes Ergebnis deiner Bemühungen könnte sein, dass du
- dich als hingebungsvoller Partner oder wahrer Freund anerkennst und in der Helferrolle Erfüllung findest.
- deinen erfolgreichen Umgang mit schwierigen Situationen würdigst.

Deine Kontaktbereitschaft

Eine selbstsichere, demütigere Haltung ermöglicht dir, freundlicher zu sein und deine Verletzbarkeit zu zeigen. Deine neuen Fähigkeiten wirst du einsetzen können, um auch anderen zu helfen.

Verbundenheit

Mitten im Tumult wirst du erkennen, dass du nicht alleine bist. Genau wie du, muss sich jeder seinen eigenen Herausforderungen im Leben stellen. Durch diese Erkenntnis kann es vorkommen, dass du
- die Bedeutung und die Belohnungen von Hingabe und Loyalität entdeckst.
- eine größere Sensibilität für deine Umgebung entwickelst.
- mehr Rücksicht auf die Umstände anderer nimmst und sie dafür ehrst, dass sie ihr Bestes tun.

- überraschend viele Gemeinsamkeiten mit anderen entdeckst.
- Gespräche nutzt, um Erfahrungen auszutauschen, neue Einsichten zu gewinnen und sich gegenseitig Mut zu machen.

Mitgefühl

Da du mit dem Leiden vertraut bist, ist es möglich, dass du
- das Leiden der anderen bewusster erkennst.
- weniger kritisierst und die Fehler und Unzulänglichkeiten anderer gnädiger beurteilst.
- vermehrt auf die Gefühle anderer besondere Rücksicht nimmst.

Offenheit

Indem du bewussten Umgang übst, lernst du vielleicht,
- in der Kommunikation aufrichtig, offen und konsequent zu bleiben
- ruhig und klar zu sprechen, und deine Worte sorgfältiger zu wählen.
- aufmerksam und aktiv zuzuhören.
- immer ehrlicher dir selbst und anderen gegenüber zu werden.
- vertrauensvoll über deine eigenen Gefühle zu sprechen.

Deine Reaktionen

Sowohl positive als auch negative Reaktionen sind ganz natürlich. Während einige speziell durch eine bipolare Störung ausgelöst werden, entstehen andere in jeder extrem herausfordernden Situation. Andere sind einfach typisch für die Konflikte, die in jeder Beziehung unter solch extremem Druck entstehen können. Ein klares Bewusstsein ihrer Existenz erleichtert die Entwicklung besserer Bewältigungsfertigkeiten. Während du deine spontanen Reaktionen vielleicht nicht unter Kontrolle halten kannst, hast du die Wahl, sie durch sorgfältig durchdachte, wirksamere Maßnahmen zu ersetzen. Wie bei der Bestandsaufnahme meiner Symptome, können wir dieses Kapitel gemeinsam durchgehen und festlegen, was für uns relevant ist. Die anschließende Besprechung kann Einigkeit und gegenseitiges Verständnis erzeugen.

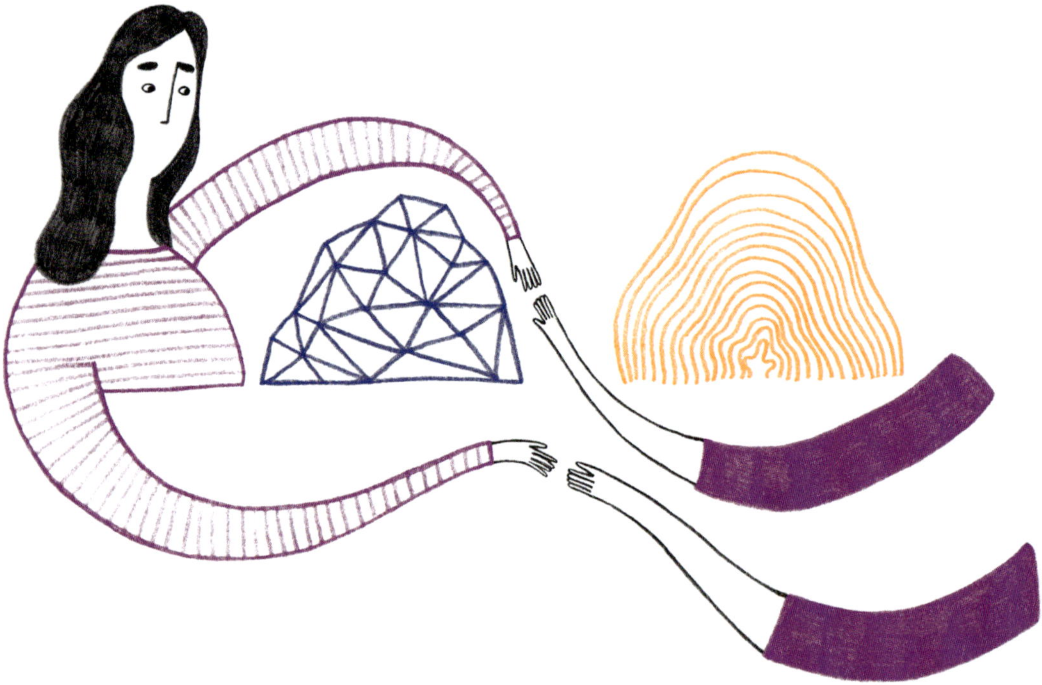

Was hilft dir?
Was hilft mir?

Ich weiß, dass du dir Sorgen um mich machst und helfen willst. Meistens weißt du allerdings nicht, wie. Im folgenden Kapitel werfen wir einen Blick auf das Helfen und das Hilfebekommen.

Wie du dir selbst helfen kannst

Du kannst mich nur dann wirkungsvoll unterstützen, wenn es dir selbst gut geht. Es ist keinem damit gedient, wenn du alle deine Bedürfnisse über Bord wirfst und dich dabei völlig überforderst. Lass uns also zunächst schauen, wie du auf dich selbst aufpassen und deine eigene Stabilität aufrechterhalten kannst.

Helfen ist eine heikle Angelegenheit. Ich brauche deinen Beistand und deine Unterstützung, kann aber vielleicht nicht darum bitten. Es kann sein, dass ich sie nicht annehmen kann, wenn sie angeboten wird. Oder ich reagiere sogar negativ auf deine Hilfeangebote oder ermutigenden Worte. Was funktioniert also und was nicht?

Es kann den Anschein haben, dass der Umgang mit meiner Lage nur dir überlassen wird. Du ärgerst dich möglicherweise darüber, dass nur du Zugeständnisse machen und zuweilen die ganze Verantwortung tragen musst. Es könnte so aussehen, als würde von dir Übermenschliches erwartet und kein Platz für deine eigenen Bedürfnisse bleibt. Das muss nicht so sein. Du wirst nicht imstande sein, dich den gewaltigen Herausforderungen zu stellen, wenn es dir selbst nicht geistig, körperlich und seelisch gut geht. Je labiler ich bin, desto stabiler musst du sein – nicht nur um meinet-, sondern auch um deinetwillen.

Andere einbeziehen

Versuche nicht, die Verantwortung und die Pflichten ganz allein zu tragen. Lass andere dir und auch mir helfen. Alles, was du nicht selbst tun musst, trägt zu deiner Stressminderung bei und lässt dir die Zeit und Kraft für das, was nur du tun kannst. Andere können eine wichtige Rolle beim Aufrechterhalten deines seelischen Gleichgewichts und körperlichen Wohlbefindens spielen, sei es durch praktische Hilfe oder moralische Unterstützung. Du zögerst vielleicht, um Hilfe zu bitten, auch wenn du dich von der Situation, in der du dich befindest, überfordert fühlst. Möglicherweise liegt es nicht in deiner Natur, dir helfen zu lassen. Oder es ist dir peinlich, deine Lebensumstände offenzulegen. Vielleicht denkst du auch, dass Hilfe annehmen dir als Schwäche ausgelegt wird. Was auch immer der Grund ist: Wenn du dich der Hilfe gegenüber nicht öffnen kannst, weist du wertvolle Unterstützung zurück. Es ist absolut in Ordnung, Hilfe anzunehmen, und es kann der Zeitpunkt kommen, an dem du das nicht länger vermeiden kannst.

- Bitte um Hilfe und nimm sie an.
- Wenn andere dir helfen wollen, sage ihnen genau, wie. Manchmal weißt du nicht, was du für mich tun kannst. Ebenso sind andere unsicher, was sie für dich tun können. Gib ihnen dieses Buch zu lesen, sodass auch sie verstehen, womit du zu kämpfen hast.
- Engagiere eine Haushaltshilfe, wenn nötig und wir sie uns leisten können.

Freunde und Familie

Deine »Ersthelfer« sind vermutlich Familie und Freunde. Ihnen liegt sowohl viel an mir als auch an dir. Höchstwahrscheinlich würden sie sich freuen, helfen zu können.

- Ergreife die Initiative und bitte um Unterstützung. Dein Bedürfnis nach Beistand ist möglicherweise nicht so offensichtlich wie meins, sodass andere nicht darauf kommen, sie dir anzubieten.
- Vertraue dich zuverlässigen Freunden und Familienmitgliedern an, aber nicht nur, um dich zu beklagen, sondern um die Aufmerksamkeit und Bestätigung zu bekommen, die du brauchst.
- Besprich mit ihnen, wie ihr die täglichen Anforderungen zusammen erfüllen könnt, vielleicht abwechselnd. Lass sie z. B. für dich Besorgungen machen, die Kinder von der Schule abholen, einkaufen gehen, die Wäsche machen, eine Mahlzeit zubereiten. Alles, was deinen Stress verringert, ist ein großer Beitrag zu deiner und meiner Stabilität.

Fachleute

Professionelle Fachleute, die Erfahrung im Umgang mit bipolarer Störung haben, verstehen deine Notlage. Sie können viele Einblicke vermitteln und dir helfen zu lernen, wie du besser mit unserer Situation zurechtkommst. Ziehe professionelle Hilfe für dich selbst in Erwägung, bevor Frustration und unausgesprochene Gefühle deine seelische Verfassung oder unsere Beziehung beschädigen.

Selbsthilfegruppen

Neben Ärzten, Therapeuten und Beratern gibt es eine weitere Möglichkeit: Selbsthilfegruppen. Du wirst entdecken, dass deine Probleme nicht einzigartig sind und du mit deiner Frustration nicht alleine bist. Du kannst von den Erfahrungen anderer in einer ähnlichen Situation profitieren. Durch deinen eigenen Beitrag kannst du auch erfahren, wie erfüllend es sein kann, anderen zu helfen.

- Nimm an einer Selbsthilfegruppe für Angehörige von Menschen mit affektiver Störung teil.
- Überlege, eine Gruppe zu gründen, wenn es in unserer Gegend keine gibt.
- Nutze Online-Selbsthilfegruppen und Chatrooms, wo du dich mit anderen in ähnlichen Lebensumständen austauschen kannst.

Die eigenen Grenzen kennen

Es überrascht dich vielleicht, wie viel du ertragen kannst. Tatsächlich kann deine Belastungsgrenze sich angesichts erheblicher Herausforderungen ausdehnen. Du solltest dein Durchhaltevermögen jedoch nicht überschätzen.

Wenn Episoden häufiger auftreten, intensiver werden und länger anhalten, stehst du wahrscheinlich vor einer Zerreißprobe. Es ist wichtig, dass du deine Grenzen erkennst. Bringe dich also nicht bis an den Rand der Erschöpfung und tue nichts, was dir schadet.

Einschränkungen

Versuche nicht, neben deinen sonstigen Pflichten alles zu übernehmen, was ich normalerweise tue. Verurteile dich nicht, wenn du nicht alles schaffst, was du dir vornimmst. Erwarte nicht, dass wir unseren früheren Standard beibehalten können.

- Schätze realistisch ein, was von dir und mir erwartet werden kann.
- Verschiebe Aufgaben, die nicht wichtig sind, oder lass sie ganz weg.
- Richte deine Ansprüche an dich selbst in praktischer und seelischer Hinsicht neu aus. Sei nachsichtig mit dir selbst.

Frust

Halte deinen Frust nicht so lange unter Verschluss, bis er derart explodiert, dass keinem von uns geholfen ist. Sorge dafür, dass sich nicht mehrere Probleme anhäufen. Es ist viel hilfreicher, Themen einzeln anzusprechen.

- Beobachte dich selbst: Gibt es Anzeichen von Frustration, Ärger oder depressiver Verstimmung?
- Sprich so bald wie möglich mit mir, wenn dich Dinge, dich ich getan habe, aufregen.
- Sage mir in einem ruhigen Moment, womit du nicht zufrieden bist und was du von mir erwartest.
- Schreib mir einen Brief, wenn ein Gespräch mit mir zu brisant ist.
- Wenn es einfach nicht möglich ist, während einer Episode sinnvoll zu kommunizieren, mache dir eine Notiz, um es mit mir zu besprechen, wenn ich wieder dazu fähig bin.
- Führe Tagebuch, um dir ein Ventil zu verschaffen. Es dient bei einem späteren Gespräch außerdem als Erinnerungshilfe, wie du dich gefühlt hast.

Deine Bedürfnisse vorrangig behandeln

Es gibt meist die Tendenz, nicht das zu tun, was wichtig ist, sondern das, was dringend ist. Du fühlst dich vielleicht gezwungen, dich mit meinem Verhalten sofort zu befassen. Eventuell legst du deine eigenen Bedürfnisse auf Eis, bis sich die Dinge beruhigt haben und alles andere getan ist. Dieser Zeitpunkt kommt aber womöglich nie.

Ausgewogenheit

Denke nicht immer zuerst an meine Bedürfnisse. Deine sind genauso wichtig. Es hilft keinem, wenn du dein seelisches Gleichgewicht verlierst oder ein Burnout erleidest. Zwischen meinem und deinem Wohlbefinden sollte es kein Entweder-Oder geben. Nötige Maßnahmen sollten uns beiden zugute kommen.

- Wenn ich mehr verlange, als du geben kannst, versichere mir, dass mein Wohlbefinden dir wichtig ist, du aber auch Grenzen und eigene Bedürfnisse hast. Lass mich wissen, was ich von dir erwarten bzw. nicht erwarten kann.
- Erörtere mit mir, wie deine Bedürfnisse erfüllt werden können.

Aktivitäten

Stelle dein Leben nicht zurück, bis meine Situation sich verbessert hat. Gib das, was du gerne tust, nicht auf. Du brauchst eine Pause von der Verpflichtung, mich zu betreuen, um deine Kräfte zu erneuern und Abstand zu gewinnen. Das Leben muss trotz meiner Verfassung weitergehen.

- Nimm weiterhin an Unternehmungen teil, die dir Spaß machen.
- Führe deine Hobbys und andere Interessen, die dich erfüllen, fort.

Sozialleben

Brich deine Beziehungen zu anderen nicht ab. Du solltest unter Leute kommen, und das Gespräch mit anderen kann dir zu einer objektiveren Perspektive verhelfen.

- Verabrede dich ohne mich mit anderen.
- Sorge dafür, dass deine Freunde mit allen Informationen, die du ihnen über meine Erkrankung gibst, diskret und feinfühlig umgehen.
- Wenn ich nicht alleine gelassen werden sollte, bitte jemand anderen, für ein paar Stunden oder auch Tage, wenn möglich, bei mir zu bleiben, sodass du auch einmal wegkannst.

Gesundheit

Vernachlässige deine eigene Gesundheit nicht, weder die körperliche noch die seelische.

- Iss vernünftig und sorge für ausreichend Bewegung und Schlaf.
- Richte dir etwas Ruhezeit ein und mache stresslindernde Entspannungsübungen.

Selbstfürsorge

Verurteile dich nicht, wenn du nicht immer der perfekte Betreuer sein kannst oder dich unfähig fühlst, ausreichenden Beistand anzubieten. Miss deinen Wert nicht am Erfolg deiner Hilfeversuche.

- Lobe dich für deine Zuwendung und deine Bereitschaft, dich meinetwegen besonders anzustrengen.
- Vergib dir die Fehler oder Mängel, die du bei dir wahrzunehmen meinst.
- Fühl dich nicht schuldig, weil du glücklich bist. Auch wenn es so aussehen könnte, als wollte ich dich mitleiden lassen, möchte ich das eigentlich nicht. Vielleicht bin ich nicht in der Lage, deine freudige Stimmung zu teilen, aber lass dir von mir nicht die Freude rauben.
- Genieße weiterhin das Gute im Leben und koste es voll aus.

Selbstbestimmt agieren

Glaube nicht, dass du mir vollkommen ausgeliefert bist. Fühle dich nicht schuldig, wenn du deine Handlungsmöglichkeiten abwägst. Das Gefühl, in der Falle zu sitzen, erzeugt nur Widerwillen, der keinem von uns nützt. Es kann befreiend und aufbauend sein, dir bewusst zu machen, dass du immer eine Wahl hast.

- Denke daran, dass du dich frei entscheiden kannst, z. B. zu bleiben oder zu gehen.
- Halte dir die Entscheidungen, große und kleine, die du bei jedem Schritt auf dem Weg fällst, immer vor Augen.
- Schätze realistisch ein, wie weit du gehen willst und kannst. Behalte das im Hinterkopf, wenn wir uns auf Bewältigungsstrategien einigen. Deine bewussten Grenzen sollten in jedem Handlungsplan, den wir entwickeln, berücksichtigt werden.

Nachdem wir nun einige Ansätze zur Aufrechterhaltung deiner Stabilität betrachtet haben, lass uns Hilfsstrategien für mich anschauen. Hierbei handelt es sich um Vorschläge oder Denkanstöße und keine Forderungen, die erfüllt werden müssten. Die Listen führen einfach auf, was man im Falle einer bipolaren Episode sinnvoll tun kann. Lass uns gemeinsam erarbeiten, welche Strategien für uns machbar und hilfreich sein könnten.

Wie du mir helfen kannst, Hilfe anzunehmen

Neben oder anstelle von Psychopharmaka und Psychotherapie gibt es zahlreiche alternative oder komplementäre Behandlungsmöglichkeiten. Die Suche nach Informationen und qualifizierten Fachleuten und die Entwicklung und Umsetzung eines Behandlungsplans sind gewaltige Aufgaben. Deine Hilfe und Unterstützung sind unabdingbar.

Den Tatsachen ins Auge sehen

Niemand bezweifelt, dass es sich beispielsweise bei Diabetes um eine Erkrankung handelt. Jeder weiß, dass sie lebensbedrohlich ist und dass eine Behandlung unerlässlich ist. Die bipolare Störung ist eine genauso schwere Erkrankung. Glücklicherweise kann man Maßnahmen ergreifen, sodass Wohlbefinden, Gleichgewicht und Stabilität wiedergewonnen werden können.

Notwendigkeit

Die Überwindung der bipolaren Störung hängt nicht von meiner Charakterstärke ab, sondern von meiner Bereitschaft, die Faktoren zu erkennen und zu beseitigen, die die Störung vorantreiben. Tatsache ist, dass ich hierzu die Hilfe von erfahrenen, aber aufgeschlossenen Fachleuten brauche.

- Akzeptiere, dass die bipolare Störung eine echte und ernstzunehmende Erkrankung ist, mit der wir längerfristig zu tun haben werden.
- Akzeptiere, dass ich professionelle Hilfe brauchen werde, und hilf mir, das ebenfalls zu tun, falls ich es bestreite.

Aufgeschlossenheit

Ob aufgrund von vorgefassten Meinungen, fehlende Informationen, starken

Überzeugungen, Angst vor Nebenwirkungen oder dem Wunsch, Stigmatisierung zu vermeiden, lehnen viele Betroffene professionelle Hilfe ab. Behandlung abzulehnen bedeutet aber, das Muster der Hochs und Tiefs – und Innen und Außen – fortzusetzen. Es ist sogar denkbar, dass Episoden ohne Intervention häufiger auftreten, länger andauern und immer heftiger ausfallen. Angesichts der neuen Behandlungsmöglichkeiten ist es jedoch an der Zeit, alle Optionen neu zu überdenken.

- Überdenke deine Ansichten darüber, was und wer mir helfen kann.
- Sei offen und ermutige auch mich dazu.

Ursachen

Versuche nicht, für meine Erkrankung eine simple Erklärung zu finden. So etwas gibt es nicht. Es handelt sich um ein komplexes, persönliches Syndrom, das damit zu tun hat, wie Lebensstil-Belastungen mit den Genen interagieren. Variablen wie Stress, Ernährung, Schlafqualität und chemische Belastungen beeinflussen, wie sich die Gene ausdrücken. Alle diese Variablen sind kontrollierbar.[2]

Unsere Aufgabe ist es, solche Variablen zu identifizieren, und zu ändern oder zu eliminieren. Dazu brauchen wir Hilfe.

Dich informieren

Dich über die Störung zu informieren, ist wahrscheinlich das Beste, was du tun kannst. Wir haben keine Chance, unsere Situation zu bewältigen, wenn wir im Dunkeln tappen. Wir müssen das Was, Wann, Warum und Wie der Störung kennen, wenn wir erfolgreich mit ihr umgehen wollen.

- Informiere dich über die Vor- und Nachteile aller verfügbaren Behandlungen, von Standard-Psychopharmaka bis hin zu den neuesten Psychobiotika und entzündungshemmenden Diäten.
- Durchsuche das Internet, sprich mit Fachleuten in allen verwandten Bereichen, gehe zu Selbsthilfegruppen, lies Bücher und hör dir Podcasts zum Thema an. Ja, es kann etwas Mühe kosten, aber die daraus gewonnenen Erkenntnisse können uns viel Leid ersparen.
- Lass mich und die, die unsere Situation kennen, an deinen Informationen teilhaben.

Behandlungsmöglichkeiten abwägen

Syndrome wie die bipolare Störung, mit ihren komplexen Symptomen und vielfältigen Ursachen erfordern eine langfristige, vielschichtige Behandlung, die einer dauerhaften Lebensstiländerung gleichkommt. Medikamente können ein wichtiger Baustein sein, aber die immer größer werdende Anzahl geeigneter Alternativen sollte nicht ignoriert werden.

Neue Erkenntnisse

Obwohl Antidepressiva und antipsychotische Medikamente Symptome kurzfristig lindern können, haben Langzeitstudien gezeigt, dass sich der Körper eventuell anpasst und kompensiert, wodurch oft das Gegenteil der gewünschten Effekte entsteht. Die natürlichen Heilungsmechanismen des Körpers können sogar beeinträchtigt werden.

In letzter Zeit wurden die Auswirkungen chronischer Entzündungen auf die mentale und emotionale Gesundheit erkannt. Forscher glauben, dass SSRI- und SNRI-Antidepressiva aufgrund ihrer entzündungshemmenden Eigenschaften wirksamer sein könnten als aufgrund ihrer Hemmung der Neurotransmitter-Wiederaufnahme.[3] Lithium hat nachweislich entzündungshemmende Eigenschaften.

Entzündungen werden durch viele Faktoren auslöst, u. a. durch Stress, Mangelernährung, Infektionen, Autoimmunerkrankungen, Umweltgifte und Pharmazeutika. Der effektivste Behandlungsplan wird daher verschiedene entzündungshemmende Maßnahmen einschließen müssen, wie eine Ernährungsumstellung, Entgiftung, die Einnahme von Psychobiotika sowie stressreduzierende Praktiken wie Meditation, Körperarbeit und Entspannungstechniken.

Umfassendes Konzept

Die bipolare Störung lässt keinen Bereich des Lebens unberührt. Betroffene erleben emotionale, körperliche, kognitive, spirituelle und soziale Herausforderungen. Damit er effektiv ist, muss ein Behandlungsplan innerhalb und zwischen all diesen Bereichen eine Heilung herbeiführen. Wir sollten eine Mischung aus verschiedenen Therapien und Lebensstilveränderungen wählen, die unseren Bedürfnissen und den zeitlichen und finanziellen Möglichkeiten entspricht.

Behandler finden

Die richtigen Ärzte, Therapeuten und andere Spezialisten zu finden, ist keine leichte Aufgabe. Es gibt viele Faktoren zu bedenken – wesentliche, wie das Miteinander-Auskommen, und alltägliche, wie räumliche Nähe. Da die Behandlung auf verschiedenen Ebenen stattfinden muss, werde ich die Unterstützung von Experten aus verschiedenen Fachgebieten benötigen.

Wenn ich mich entscheide, Psychopharmaka zu wechseln, zu reduzieren oder abzusetzen, ist der Arzt, der sie verschrieben hat, der bevorzugte Ansprechpartner. Wenn es aber um eine Ernährungsumstellung geht, wäre ein Ökotrophologe zuständig. Ein Naturheilpraktiker kann Entzündungen, Infektionen oder Vitaminmangel feststellen und behandeln. Ob Traumatherapeut oder Physiotherapeut, ob Homöopath oder Osteopath, ob Qigong- oder Meditationslehrer, alle können einen Beitrag leisten. Wichtig ist, dass sie in ihren Konzepten und Methoden auf dem neusten Stand sind, über Wechselwirkungen informiert sind und bereit sind, mit Fachleuten aus komplementären Bereichen zusammenzuarbeiten.

Hilfestellung

Überlasse es nicht vollkommen mir, die für mich passenden Fachleute zu finden und auszuwählen. Gerade wenn ich am dringendsten Hilfe benötige, bin ich vielleicht unfähig, selbst danach zu suchen.

- Begleite mich zu meinen ersten Terminen, wenn mein Zustand es erfordert.
- Hilf mir, mich vorzubereiten, indem wir eine Liste anlegen mit meinen Symptomen, zu stellenden Fragen und Problemen, die angesprochen werden sollten.
- Lass mich hinsichtlich meiner Behandlung Entscheidungen treffen, da ich derjenige bin, der damit leben muss.

Beharrlichkeit

Es ist eventuell erforderlich, mehrere Fachleute aufzusuchen, bevor ich die finde, zu denen ich eine Beziehung aufbauen und mit denen ich arbeiten kann. Berufsbezeichnungen können täuschen, da Fachleute oft auf nur einem Gebiet spezialisiert sind. Beispielsweise beschäftigen sich viele Ernährungsberater hauptsächlich mit Diäten zur Gewichtsreduktion und wissen wenig über die Behandlung chronischer Entzündungen. Wenn sich nach einiger Zeit herausstellt, dass ein Spezialist nicht in der Lage ist, die benötigte Unterstützung zu leisten, ermutige mich, einen anderen zu suchen.

Mitwirkung

Bleibe nicht im Ungewissen über meine Behandlung. Wenn du mich bisher noch nicht zu einem Termin begleitet hast, wäre es ratsam, das einmal zu tun. Du solltest meinen Behandlungsplan gut verstehen, sodass du mir helfen kannst, ihn zu befolgen. Wenn es in dringenden Fällen notwendig ist, professionelle Hilfe herbeizurufen, wird es hilfreich sein, wenn du den Behandelnden schon bekannt bist.

Fürsprache

Wenn ein Notfall eintritt und ich nicht für mich selbst einstehen kann, musst du vielleicht mein Fürsprecher sein. Du musst möglicherweise dafür sorgen, dass mein Recht auf Behandlung, auf Sozialleistungen oder Rechtsvertretung gewahrt bleibt.

- Besprich Belange der Behandlung mit mir im Voraus.
- Lass mich eine Patientenverfügung und eine allgemeine Vollmacht unterschreiben, sodass du hinsichtlich meiner Betreuung Entscheidungen treffen kannst.

Behandlungsplan einhalten

Ein effektiver Behandlungsplan beschränkt sich nicht mehr auf die Einnahme von Tabletten und eine wöchentliche Therapiesitzung. Meine Essgewohnheiten umzustellen und stressreduzierende Praktiken in mein Leben einzubauen, werden nicht nur einen engagierten Einsatz meinerseits erfordern, sondern auch die Unterstützung aller im Haushalt.

Glücklicherweise kann das, was mir gut tut, allen anderen auch gut tun. Zahlreiche „Zivilisationskrankheiten" werden mit einer chronischen Entzündung in Verbindung gebracht, die hauptsächlich auf die typische westliche Ernährung zurückzuführen ist. Der Verzicht auf zu viel Zucker, verarbeitete Stärke, verarbeitete Fette und frittierte Lebensmittel sowie die gezielte Einnahme von genügend Mikro- und Makronährstoffen wird sich positiv auf die Gesundheit eines jeden auswirken. Und wer wünschst sich nicht weniger Stress? Es wäre toll, wenn wir uns gegenseitig helfen könnten, die notwendigen Änderungen in unser Leben zu integrieren.

Absetzen von Psychopharmaka

Früher haben viele Betroffene Psychopharmaka weiter eingenommen, obwohl sie nicht die gewünschten Ergebnisse lieferten und von inakzeptablen Nebenwirkungen begleitet waren, einfach weil sie keine andere Wahl hatten. Jetzt haben sie eine. Es muss jedoch nachdrücklich darauf hingewiesen werden, dass Psychopharmaka langsam und systematisch abgesetzt werden müssen, idealerweise unter Aufsicht des behandelnden Arztes, der sie verschrieben hat. Eine plötzliche Unterbrechung der Einnahme kann einen Rückfall verursachen oder zu schwerwiegenderen Episoden führen.

- Wenn ich mit der Einnahme meiner Medikamente aufhören will, bestehe darauf, dass ich mit meinem Arzt über eine langsame Reduzierung spreche.
- Das Absetzen von Psychopharmaka kann von unangenehmen Symptomen begleitet werden. Diese werden mit der Zeit abklingen. Ermutige mich, das Vorhaben geduldig durchzuziehen.
  Es ist wichtig, konsequent zu bleiben, und nicht zwischen den Ansätzen hin und her zu wechseln.
- Wenn ich weiterhin Psychopharmaka nehmen möchte, aber eine komplementäre Behandlung in Betracht ziehe, ermutige mich, mit allen Behandelnden darüber zu sprechen. Manche Heilmittel vertragen sich nicht.

Gedächtnisstützen

Ich werde vielleicht Hilfe brauchen, um mich an meinen Behandlungsplan zu erinnern, besonders wenn es Änderungen gegeben hat.

- Hilf mir, einen übersichtlichen Tages- oder Wochenplan zu erstellen, dem ich folgen kann.
- Hilf mir, neue Verhaltensweisen mit anderen Tätigkeiten zu verknüpfen, wie z. B. Mahlzeiten, Zähneputzen, usw., bis sie zur Gewohnheit werden.

Nebenwirkungen

Nicht nur Medikamente verursachen Nebenwirkungen. Auch eine Ernährungsumstellung kann körperliche Beschwerden und Veränderungen im Verhalten hervorrufen. Wenn du den Verdacht hast, dass ich durch Nebenwirkungen geschädigt werde, mache mich darauf aufmerksam und bitte mich dringend, mich mit der entsprechenden Fachperson in Verbindung zu setzen, damit eine Anpassung vorgenommen werden kann.

Durchhaltevermögen fördern

Viele Faktoren wirkten über einen längeren Zeitraum, bevor sie sich in Form eines so komplexen Syndroms wie der bipolaren Störung manifestierten. Die Umkehrung des Prozesses kann auch einige Zeit in Anspruch nehmen.

Der wichtigste Einzelfaktor, der zum Erfolg eines Behandlungsplans beiträgt, ist die konsequente Einhaltung dessen. Heilmittel müssen genau nach Vorschrift eingenommen werden, wenn sie eine Aussicht auf Wirkung haben sollen und Lebensstiländerungen brauchen Zeit, um sich zu etablieren. (Im Durchschnitt dauert es etwa zwei Monate, bis ein neues Verhalten verinnerlicht wird.) Es ist Durchhaltevermögen angesagt, aber das ist etwas, was mir manchmal fehlt.

Ich muss mich aktiv beteiligen, indem ich einerseits den Rat der Fachleute befolge und ihnen andererseits eine Rückmeldung über meinen Zustand und die Wirksamkeit der Behandlung gebe.

Allerdings fällt mir das nicht immer leicht. Ich bin möglicherweise vergesslich, skeptisch, aufsässig oder ungeduldig. Jemanden zu haben, der mich anfeuert, wenn die Anstrengung zu groß scheint und noch keine Ergebnisse in Sicht sind, kann eine entscheidende Rolle spielen. Besonders in den ersten Wochen nach einer größeren Veränderung des Behandlungsplans kann deine Ermutigung mich vor dem Aufgeben bewahren und mir die nötige Entschlossenheit verleihen, um durchzuhalten, bis die gewünschten Ergebnisse erzielt werden.

Schriftliches Protokoll

Rege mich dazu an, alles zu dokumentieren, was meinen Gesundheitszustand beeinflussen könnte, sodass die Behandelnden die Wirksamkeit der Behandlung bewerten können. Zu vermerken wäre:

- jegliche Änderung bezüglich meines Verhaltens, Denkens, körperlichen Zustands oder meiner Stimmungen.
- was, wie viel und wann ich esse und trinke.
- wie energiegeladen oder lethargisch ich bin.
- wie viel ich schlafe und mich bewege.
- welche Mittel ich in welcher Dosierung nehme und eventuelle Reaktionen darauf.

Behandlungstermine

Regelmäßige Besuche bei meinen Betreuern sind unabdingbar, wenn sie in der Lage sein sollen, die Behandlung optimal auf mich abzustimmen. Doch das kann eine große Herausforderung für mich darstellen.

- Der morgendliche Abgleich unserer Tagespläne sollte zur Routine werden.
- Fahre mich zu Terminen, um mir das Hingehen zu erleichtern.

Höre bitte nicht auf, den Menschen in mir zu sehen. Ich bin nicht nur Patient – trotz der Tatsache, dass ich in fortlaufender Behandlung bin. Nimm mich unabhängig von der Störung wahr. Sie ist etwas, das ich habe, nicht das, was ich bin.

Wie du mir helfen kannst, Beziehungen zu bewahren

Meine seelische Verfassung wird am stärksten durch meine Beziehungen beeinflusst. Leider werden diese durch die bipolare Störung stark in Mitleidenschaft gezogen. Die Frage ist, ob wir lernen wollen, unsere Verbindung zueinander sensibler zu gestalten, oder ob wir Gefühle aus Selbstschutz abblocken und uns damit voneinander entfernen.

Durch dich, meinen Angehörigen, kann meine schwere Last vergrößert oder vermindert werden. Du kannst mein schlimmster Ankläger oder meine größte Stütze sein. Welche dieser Rollen du einnimmst, ist weniger von der Menge der Liebe, die dich motiviert, abhängig. Vielmehr hat es damit zu tun, wie groß dein Verständnis ist und welche Bewältigungsfähigkeiten du besitzt. Zum Glück kann das Verständnis erweitert werden. Bessere Bewältigungsfertigkeiten können erworben und entwickelt werden. Wenn du die folgenden Vorschläge beachtest, kannst du mit der Gestaltung und Aufrechterhaltung einer unterstützenden Beziehung anfangen.

Den engsten Kreis einbinden

Während Freunde, Bekannte und entfernte Verwandte meinen Stimmungsumschwüngen nur gelegentlich ausgesetzt sind, muss der engere Kreis die Last ständig tragen. Niemand ist mehr gefordert, als die, die mit mir zusammenleben. Keiner kann mich so verletzen oder von mir verletzt werden wie diejenigen, die ich am meisten liebe. Um unser Familienleben zu bewahren, müssen wir zusammenhalten. Wir sind nicht im Krieg gegeneinander. Wir sind Verbündete mit einem gemeinsamen Feind namens bipolare Störung.

Alltag

Mein Kranksein sollte nicht zum Mittelpunkt unseres Lebens werden. Während wir in akuten Episoden vielleicht den Ausnahmezustand erklären müssen, sollten wir nicht dauerhaft in ihm leben.

- Halte dich an die üblichen Unternehmungen und Abläufe, so gut du kannst.
- Lasst Raum für das Alltägliche.

Familienforum

Erlaube nicht, dass sich im Familienumfeld Anspannung ohne Ausweg aufbaut. Schließt euch nicht gegen mich zusammen, da ich mich dann noch überforderter und hilfloser fühle.

- Richte ein Familienforum ein, wo über Frustrationen gesprochen wird. Das ist auch in stabilen Zeiten eine gute Übung. Wenn ich nicht an der Diskussion teilzunehmen kann, können wenigstens die Familienmitglieder die Situation analysieren und entscheiden, wie sie mit ihr umgehen wollen.
- Nutzt das Familienforum außerdem dazu, gemeinsame Aktivitäten zu planen. Auch wenn ich vielleicht nicht dabei sein kann, wenn es so weit ist, ist es wahrscheinlicher, dass ich bei Unternehmungen mitmache, an deren Planung ich beteiligt war.

Die Partnerschaft anpassen

Jede Beziehung stellt eine Herausforderung dar, auch wenn beide Partner völlig gesund sind. Nicht alle partnerschaftlichen Probleme resultieren aus meiner Erkrankung. Dennoch wird die bipolare Störung unseren Umgang miteinander beeinflussen. Die üblichen Verhaltensregeln gelten nicht mehr. Zum Beispiel denkst du vielleicht, dass ich mich besser fühle, wenn du mir sagst, dass du mich liebst. Manchmal ist es so. Aber manchmal eben nicht.

Wenn ich depressiv bin, fühle ich mich der Liebe vollkommen unwürdig. Meine innere Reaktion ist: »So, wie ich jetzt bin, kannst du mich unmöglich lieben« oder, »Jemanden wie mich kann keiner lieben«. Ich bin in meiner inneren Welt isoliert und kann mich innerlich wie abgestorben fühlen. Ich bin unfähig, positive Empfindungen zu haben, und kann meine Liebe dir gegenüber weder fühlen, noch zeigen. Dies verstärkt mein negatives Selbstbild und bewirkt, dass ich mich noch schlechter fühle. Also ziehe ich mich noch weiter zurück. Manchmal ist es besser statt, »Ich liebe dich« einfach zu sagen: »Ich nehme dich und das, was mit dir passiert, wichtig. Ich bin da. Was brauchst du?«

Rückzug

Nimm es nicht persönlich, wenn ich mich von dir abwende und mich seelisch und/oder körperlich abgrenze. Es kann sein, dass mein Rückzug ein Versuch ist, dir den Schmerz zu ersparen, in meiner Nähe zu sein. Möglicherweise empfinde ich überhaupt nichts und kann einfach keine Verbindung aufbauen. Oder ich brauche meine gesamte Energie einfach nur zum Überleben. Versuche nicht, eine Reaktion zu erzwingen, z. B. liebevolle Worte aus mir herauszuquetschen.

- Bedenke: Je weiter ich mich in meine innere Realität zurückziehe, desto schwerer wird es mir fallen, den Kontakt zur äußeren Welt wiederherzustellen.

Freiraum

Erdrücke mich nicht mit ununterbrochener Aufmerksamkeit. Ich weiß, dass es schwer sein kann, zu erkennen, wann ich Gesellschaft brauche und wann nicht. Wenn ich dir sage, dass du weggehen sollst, fasse das nicht als Zurückweisung oder als Zeichen auf, dass deine Zuwendung irgendwie unzulänglich wäre. Ich bin einfach nicht in der Lage, mich auf die Außenwelt einzulassen.

- Gib mir seelisch und körperlich etwas Freiraum.
- Achte meine Bitte, wenn ich ausdrücklich sage, dass ich alleine sein möchte.

Respekt

Sei nicht herablassend oder bevormundend. Gib mir nicht ständig Ratschläge. Während einer Episode leidet meine Selbstachtung eventuell. Wenn du mich als unterlegen behandelst, baue ich eine innere Abwehr gegen dich auf und bin dann nicht mehr offen für deine Vorschläge oder Hilfeversuche.

- Behandle mich als gleichwertigen Partner.
- Erweise mir denselben Respekt wie anderen.

Keine Nötigung

Bitte mich nicht, »es für dich zu tun«, wenn du mich zu etwas zu überreden versuchst, oder mich bittest, an meinem

Verhalten etwas zu ändern. Wenn ich deine Wünsche nicht ausführen kann, fühle ich mich schrecklich, und du wirst Bedeutung in mein Versagen hineinlesen. Mache dir klar, dass mein Kranksein überhaupt nichts mit meiner Liebe zu dir zu tun hat.

Sex

Versuche nicht, in einer Veränderung unserer sexuellen Gewohnheiten einen tieferen Sinn zu entdecken. Eine veränderte Libido kann häufig einem Stimmungsumschwung oder Nebenwirkungen von Medikamenten zugeschrieben werden. Vermehrte sexuelle Aktivität und Promiskuität sind typische Anzeichen von Manie. Kombiniert mit einem stark beeinträchtigten Urteilsvermögen und nicht vorhandener Selbstkontrolle, führt mich das vielleicht in Situationen, in die ich in stabilem Zustand nie geraten würde. Fasse Untreue nicht als Hinweis darauf auf, dass ich dich nicht liebe oder mit unserer Beziehung etwas nicht stimmen würde.

- Versuche einen Unterschied zu sehen zwischen sexuellem Verhalten, das durch die Störung bedingt ist, und solchem, das in dauerhaften Problemen begründet ist.
- Ob ich gesund oder erkrankt bin: gib nicht meinen Trieben nach, wenn sie nicht mit deinen vereinbar sind.
- Wenn ich mich außerhalb der Partnerschaft sexuell betätige, lass dich gegebenenfalls auf sexuell übertragbare Krankheiten testen und sprich mit mir über Schutzmaßnahmen und Verhütung.

Den Umgang mit anderen erleichtern

Einerseits kann es entlastend für dich sein, mit anderen Menschen über meine Erkrankung zu sprechen, anderseits legen nicht alle Menschen im Umgang mit ihr das erforderliche Feingefühl an den Tag. Respektiere bitte, wenn ich nicht alle einweihen möchte und auch nicht möchte, dass du es tust. Genauso ist es meine Entscheidung, wenn ich offen mit meiner Erkrankung umgehe. Versuche nicht, zwischen mir und anderen zu vermitteln, seien es die Kinder, andere Familienmitglieder, Freunde, Kollegen oder auch Fremde. Manövriere dich nicht in die Lage, anderen immer meine Situation erklären zu müssen.

- Hilf mir, meinen eigenen Weg zu finden, wie ich mit meiner Umgebung Kontakt aufnehmen kann.
- Lass andere an dem, was du gelernt hast, teilhaben, wenn sie nicht wissen, wie sie mit mir in Verbindung treten können, und dich um Rat fragen. Lass sie dieses Buch lesen, wenn sie dazu bereit sind.

Überforderung

Zwinge mich nicht, Kontakt mit Menschen zu haben, wenn ich das nicht möchte. Ich werde mitunter nicht einmal mehr in der Lage sein, ans Telefon zu gehen. Schimpfe nicht mit mir, wenn ich Verabredungen nicht einhalten kann. Wenn ich dich bitte, mich bei anderen zu entschuldigen, gehe nicht ins Detail über mein Befinden. Das ist besonders wichtig, wenn die Beteiligten über meine Erkrankung nicht informiert sind. Mich zu vertreten, bedeutet nicht, dass du für mich schlichten musst. Sage einfach, dass es mir nicht gut geht, und belasse es dabei.

- Nimm Nachrichten für mich entgegen und rufe gegebenenfalls zurück.
- Gewähre mir das Recht abzusagen, wenn ich mich unfähig fühle, Verabredungen einzuhalten.

Sozialkontakt

Versuche nicht, mich von meinem Kranksein »abzulenken«, indem du mich zwingst, bei Veranstaltungen mitzumachen, für die ich nicht in Stimmung bin. Wohlgemeinte Versuche, mich durch Unternehmungen, die »mir guttun« aufzuheitern, gehen oft nach hinten los. Positive Veränderungen in der äußeren Umgebung können tatsächlich in der Gesamtbilanz ein »negatives« Ergebnis bewirken. Dies kann dafür sorgen, dass die »Lücke« größer wird, als meine Fähigkeit, sie zu überbrücken.

Warnsignale

Wenn ich in offensichtlich depressivem oder manischem Zustand ausgehe, könnte ich mich so verhalten, dass es dir peinlich ist bzw. dich in eine unangenehme Lage bringt. Bei Depression kann ich mich vielleicht nicht an Unterhaltungen beteiligen oder breche in Tränen aus. Meine deprimierte Stimmung verdirbt möglicherweise allen die Laune. Bei Manie kann ich das Gespräch dominieren und völlig Sinnloses von mir geben. Ich kann mich geradezu anstößig verhalten. Wenn das passiert, korrigiere mich nicht vor anderen. Wenn ich mich nicht unter Kontrolle halten kann, bist du vielleicht versucht, den Anwesenden von meiner Erkrankung zu erzählen. Tu das nicht, wenn ich beschlossen hatte, diese speziellen Leute nicht einzuweihen.

- Vereinbare mit mir ein Zeichen – ein Wort oder eine Geste –, das wir im Beisein anderer verwenden, um mir mein Verhalten unauffällig zu signalisieren. Wenn ich z. B. nicht merke, dass ich zu laut spreche oder wild gestikuliere, soll das Zeichen bedeuten: »Hör auf und denke darüber nach, was du tust.«
- Falls erforderlich, entschuldige uns und lass uns gehen.
- Warte mit dem Besprechen der Situation, bis wir zu Hause sind, wenn du dich beschämt fühlst und verärgert bist.

Kommunikationswege offen halten

Im Bereich persönlicher Beziehungen ist die Art, wie wir kommunizieren, dafür verantwortlich, wie gut oder schlecht unsere Erfahrungen miteinander sind. Egal, ob depressiv oder manisch: Ich werde es wahrscheinlich schwierig finden, Gespräche zu führen, und vielleicht einfach aufgeben, es zu versuchen. Es gibt aber vieles, was du tun kannst, damit der Zugang zu mir nicht verloren geht.

Gewaltfreie Kommunikation

Worte können besänftigen oder reizen. Sie können angreifen oder aufbauend wirken. So provozieren z. B. Anklagen, die mit »Du …« anfangen, fast immer eine abwehrende, wütende Antwort. Wörter wie »nie« und »immer« lösen ganz sicher entschiedene Zurückweisung aus. Wir müssen lernen, aktiv und geduldig zuzuhören, Fragen zu stellen und Rückmeldungen zu geben. Gute Kommunikationsfähigkeiten kann man lernen. Diese sollten wir während stabiler Phasen entwickeln und einüben.

Wiederholung

Gib nicht auf, wenn ich dich nicht gleich verstehe. Wenn ich depressiv bin, habe ich mich vielleicht so weit in meine innere Welt zurückgezogen, dass deine Worte mich nicht erreichen. Bei Manie kann ich so abgelenkt oder unkonzentriert sein, dass ich deine Worte gar nicht wahrnehme.

- Wiederhole, was du zu mir gesagt hast, ohne deine Stimme zu heben.
- Wenn das nicht hilft, drücke dich anders aus.
- Wenn möglich, versuche es später noch einmal.

Keine Annahmen

In Anbetracht der irrationalen Gedanken, die ich im manischen oder depressiven Zustand ab und zu habe, kann das Nachfragen, wie etwas gemeint war, hilfreich sein. So werden Missverständnisse vermieden.

- Stelle keine Vermutungen an.
- Frage mich direkt, ob das, was du verstanden hast, das trifft, was ich sagen wollte. Das ist ein gutes Verfahren für jede Partnerschaft – eines, das auch ich anwenden sollte.

Anregungen statt Besorgnis

Frage mich nicht ständig, wie es mir geht. Wenn es mir gut geht, verdrießt mich deine dauernde Besorgtheit. Wenn es mir nicht gut geht, zögere ich vielleicht, es dir zu sagen, weil ich dich nicht bekümmern will. Sehr oft werde ich keine genaue Antwort geben können, weil mir selbst gar keine Symptome bewusst sind. Wenn du ein mögliches Symptom bemerkt hast, teile deine Beobachtungen mit. Sage einfach ohne Wertung etwas wie: »Du kommst mir etwas aufgedreht vor. Lass uns etwas zur Entspannung tun.«

Zugänglichkeit

Glaube nicht, dass wir Gefühlsausbrüche unter Kontrolle bringen können, indem wir uns einfach aus dem Weg gehen oder anstehende Themen vermeiden. Während ich mich bei Depression eventuell zurückziehe oder es bei Manie schwierig finde, zuzuhören, ist darauf folgendes Schweigen in beiden Fällen vielleicht nicht gerade die geeignete Antwort.

- Lass mich wissen, dass du bereit bist, ein Gespräch aufzuschieben, wenn ich nicht reden kann.
- Versichere mir, dass du für eine Unterhaltung offen bist, wenn ich bereit dafür bin.

Transparenz

Betreibe keine Geheimniskrämerei. Ja, manchmal scheint das Zurückhalten von Informationen das Richtige zu sein, um keine ungünstige Reaktion hervorzurufen. Du musst vielleicht so gut du kannst weitermachen, wenn ich weder Entscheidungen treffen, noch der Situation entsprechend handeln kann. Aber meine Wut darüber, im Ungewissen gelassen zu werden, kann das eigentliche Problem verschlimmern. Sag mir so schnell wie möglich, was passiert ist.

Humor

Verliere deinen Sinn für Humor nicht. Humor kann eine angespannte Situation auflockern und Schweres leicht machen. Lachen kann heilend und ausgleichend wirken. Wenn wir über uns selbst lachen können, haben wir schon viel dazu beigetragen, alles mit ein wenig Abstand zu betrachten. Leider kann Humor auch grausam sein und die Würde untergraben. Mache mein Leiden nicht zum Gegenstand von Witzen. In depressiven Phasen, wenn Lachen undenkbar ist, kann ich deine Witze als unsensibel und unpassend empfinden.

- Halte nach der Komik in Situationen Ausschau.
- Beweise Zartgefühl bei dem, was du sagst. Über das, was du lustig findest, sollten wir beide lachen können.

Aufrichtigkeit

Sage in emotionsgeladenen Situationen nichts, was du nicht wirklich meinst. Verpflichte dich zu nichts, was du nicht tun willst, nur um mich zu beruhigen.

- Sei aufrichtig. Wenn du sagst, dass du bereit bist, etwas zu tun, meine es auch so.
- Halte deine Versprechen; sie sind vielleicht das, woran ich mich festhalte.

Perspektive

Nimm verbal Verletzendes, das gesagt wurde, nicht als entscheidenden Gradmesser für die Qualität unserer Beziehung. Während einer längeren Episode können die Nerven sich abnutzen, kann die Geduld zu Ende gehen. Der Stress betrifft uns alle, und wütende Frustration kann dazu führen, dass Dinge gesagt werden, die keiner wirklich meint.

- Wenn ich laut werde, versuche leise zu antworten. Ein Schreiduell wird die Situation nur eskalieren lassen.
- Versuche, die Dinge mit Abstand zu betrachten.
- Vergib mir bitte, wenn ich dich unabsichtlich verletzt oder dich für meine Lage verantwortlich gemacht habe.
- Sprich mit mir darüber, wenn ich wieder stabiler bin.

Wie du mir helfen kannst, mit Einschränkungen umzugehen

Viele vermeintliche Probleme sind lediglich Produkte meiner verzerrten Wahrnehmung. Dann ist es die Wahrnehmung, die angegangen werden muss, nicht das »Problem« selbst. Andererseits gibt es sehr reale Einschränkungen, die auf das Konto der Erkrankung gehen. Meine Unfähigkeit, normal zu funktionieren, ist ein der Störung innewohnender Aspekt, der nicht wegerklärt werden kann.

Probleme angemessen angehen

Es liegt in der Natur der bipolaren Störung, dass Probleme übertrieben groß erscheinen, wenn ich depressiv bin, und von mir ignoriert werden, wenn ich manisch bin. Wenn ich nicht in der Lage bin, die Dinge richtig zu sehen, kannst du mir dabei helfen, alles im Zusammenhang zu sehen.

Authentizität

Es wird dir manchmal so vorkommen, als sei ich auf der Suche nach Schwierigkeiten. Wo du überhaupt keine Probleme siehst, bilde ich mir unrealistische Zwangslagen ein. In den Jahren vor meiner Diagnose habe ich vielleicht meine Stimmungsumschwünge selbsterfundenen Problemen zugeschrieben. Diese Selbsttäuschung aufgeben zu können, würde mich von viel Seelenqual befreien.

- Erinnere mich daran, dass »Probleme« vielleicht das Ergebnis meiner Stimmung und nicht die Ursache sind.
- Bestimme mit mir zusammen, welche Probleme real sind.
- Entscheide, ob sie dringend sind oder zu einem günstigeren Zeitpunkt behandelt werden können.
- Nimm meinen Kummer ernst und höre zu, wenn ich über meine Empfindungen spreche, aber vermeide lange Analysen nicht vorhandener Probleme.

Ernsthaftigkeit

Verwechsle die Schwierigkeiten, die von meinem Kranksein erzeugt werden, nicht mit dauerhaften Problemen. Einige Schwierigkeiten, die während einer Episode aufkommen, können einfach verschwinden, wenn ich wieder stabil bin. Andere dagegen bleiben vielleicht und erfordern ernsthafte Aufmerksamkeit. Die Probleme, die wir vor einer Episode hatten, können sogar noch vielschichtiger werden, wenn es mir nicht gut geht. Wenn ich manisch oder depressiv bin, ist das jedenfalls nicht der geeignete Zeitpunkt, um Dauerprobleme zu bearbeiten und zu beseitigen.

- Finde heraus, ob ein Problem seine Wurzeln in der Störung hat oder tatsächlich besteht.
- Unterscheide zwischen Problemen, die angegangen werden müssen, und solchen, die sich schließlich von selbst lösen.

Zuständigkeit

Wenn wir tatsächliche Sorgen besprechen, glaube nicht, alle Antworten kennen zu müssen. Fühle dich nicht gedrängt, die Dinge zu »reparieren«. Auch wenn du keine Lösungen parat hast, kannst du immer noch Mut machen.

- Biete Hilfestellung anstelle von Ratschlägen an. Sprich weniger, höre mehr zu.
- Zeige mir mehr durch deine Taten als durch deine Worte, dass dir an mir etwas liegt.
- Wenn du dich nicht in der Lage fühlst, dich mit meinen Angelegenheiten zu befassen, fordere mich auf, mich damit an einen zuverlässigen Freund oder einen professionellen Helfer zu wenden. Manchmal ist die beste Unterstützung für mich, mir Hilfe von anderen zukommen zu lassen, die dafür besser gerüstet sind.

Dringlichkeit

Echte Probleme, wie Ehestreit, Ärger am Arbeitsplatz, Sorge um die Kinder oder unsere Finanzen können in der Tat eine Episode auslösen. Der Versuch, mit ihnen während einer Episode fertigwerden zu wollen, hat nicht viel Aussicht auf Erfolg.

- Wenn möglich, verschiebe das Angehen von Dauerproblemen so lange, bis es mir besser geht.
- Wenn ein Problem unbedingt gelöst werden muss, versuche es mit einer zeitweiligen Notlösung, die verändert werden kann, wenn ich wieder stabiler bin.

Wichtigkeit

Wenn es nötig ist, eine Frage aufzuwerfen, wundere dich nicht, wenn ich die Wichtigkeit, die sie für dich hat, nicht ermessen kann. Ich werde ihr vielleicht nicht die Beachtung schenken, die sie deiner Meinung nach verdient. Jeder, der gezwungen ist, mit einer schwerwiegenden Erkrankung fertigzuwerden, wird anfangen, das Leben anders zu sehen. Er wird eine neue Perspektive entwickeln und andere Prioritäten setzen. Sogar die großen Lebensprobleme können im Vergleich mit den Herausforderungen der Störung belanglos erscheinen. Erschrick also nicht, wenn ich ein wenig zynisch oder fatalistisch werde.

Viele unserer Probleme rühren daher, dass wir nicht so weitermachen können wie bisher. Die bipolare Störung kann eine leichte Schädigung im Körperlichen, Seelischen und Geistigen bewirken oder einen jeweiligen Totalausfall. Du würdest von mir nicht erwarten, dass ich mit gebrochenem Bein einen Marathon laufe, und genauso unrealistisch ist es, von mir optimale Leistung zu erwarten, wenn ich mitten in einer bipolaren Episode stecke. Leider kannst du mein »gebrochenes Bein« nicht immer sehen und unterschätzt eventuell das Ausmaß meines Unvermögens. Manches Mal kann ich innere Barrieren überwinden und schaffe es, alles wie gewohnt zu machen. Dann gibt es wieder Zeiten, wo dies nicht einmal ratsam ist.

Meine Arbeitsfähigkeit einschätzen

Ein Bereich, in dem es vielleicht besser ist, von den Anforderungen des Lebens zurückzutreten, ist der Arbeitsplatz. Arbeitsstress kann eine Episode auslösen oder eine bereits bestehende verschlimmern. Stimmungsumschwünge in beide Richtungen können bei der Arbeit erhebliche Schwierigkeiten hervorrufen. Zum Beispiel kann die durch Depression veranlasste Schwerfälligkeit mich daran hindern, Schritt zu halten und Fristen rechtzeitig zu schaffen. Im Kontrast dazu bin ich bei Manie vielleicht zu unkonzentriert, um eine Aufgabe zu schaffen, oder so schnell, dass die Genauigkeit leidet. Die Kommunikation mit den Kollegen und Geschäftspartnern ist bei beiden Extremen problematisch, und ich habe vielleicht Schwierigkeiten, mich angemessen professionell zu verhalten.

Unkontrollierbare Gefühlsausbrüche können irreparablen Schaden anrichten. Zuweilen kann meine Anwesenheit an meiner Arbeitsstelle diese mehr gefährden als meine Abwesenheit. Dann ist es eventuell das Klügste, sich lieber zu früh, als zu spät krank zu melden.

- Hilf mir einzuschätzen, ob ich meine beruflichen Aufgaben erfüllen kann und den Herausforderungen am Arbeitsplatz gewachsen bin.
- Versichere mir, wenn wir eine bedeutsame Beeinträchtigung erkennen, dass es in Ordnung – und sogar ratsam – ist, zu Hause zu bleiben und mich um mich selbst zu kümmern.

Entgegenkommen

Um so lange wie möglich arbeiten zu können, ist es vielleicht notwendig, nach ein paar Sonderregelungen zu fragen. Wenn mein Chef von der Diagnose nichts weiß, ist jetzt vielleicht der richtige Zeitpunkt, sich ihm anzuvertrauen.

- Ermutige mich, mit meinem Chef über ein Entgegenkommen zu sprechen. Vielleicht kann ich Verantwortung abgeben, Fristen neu verhandeln oder mich anderweitig von Pflichten befreien, die zu viel für mich geworden sind.
- Besprich das jeweilige Für und Wider mit mir.

Zugeständnisse

Wenn ich trotz ernsthafter Einschränkungen weiterarbeite, erschöpfen sich meine begrenzten inneren Ressourcen vielleicht bei der Arbeit, sodass für zu Hause keine mehr übrig sind.

- Mache meiner Lage entsprechende Zugeständnisse und passe deine Erwartungen einem machbaren Niveau an.
- Gestalte unser Leben zu Hause so, dass ich mich erholen und für die Herausforderungen des nächsten Arbeitstages Kraft tanken kann.

Erwerbsminderung

Mein Ziel ist natürlich, so lange wie möglich zu arbeiten, aber es mag die Zeit kommen, wo Erwerbstätigkeit nicht länger möglich ist. Ich bin vielleicht für längere Zeit krankgeschrieben oder muss schließlich eine Rente wegen Erwerbsminderung beantragen. Das zu akzeptieren, wird sicher für uns beide schwer. Versuche nicht, am bisherigen Leben festzuhalten. Wir werden uns einer neuen Sachlage anpassen müssen, besonders wenn ein reduziertes Einkommen ansteht. Die Tatsache, dass ich dann die ganze Zeit zu Hause bin, wird unseren gewohnten Umgang miteinander verändern.

- Sei dir der Veränderungen bewusst, die auf unseren geänderten Lebensumstände beruhen.
- Bleibe offen, prüfe unsere Möglichkeiten und finde heraus, wie wir uns in unserem Rahmen anpassen können.

Mentale Beeinträchtigungen anerkennen

Sowohl bei Manie als auch bei Depression ist es möglich, dass meine geistigen Fähigkeiten geschmälert werden. Manchmal erlebe ich eine Art geistigen Kurzschluss, wenn ich zu begreifen versuche, worum es im Gespräch geht. Ich kann mich einfach nicht konzentrieren und meine Handlungsmöglichkeiten nicht abwägen.

Entscheidungsvermögen

Lass nicht zu, dass ich während einer Episode weitreichende Entscheidungen treffe. Mein gestörtes Urteilsvermögen kann mich daran hindern, die Alternativen überhaupt zu erfassen und mit Vernunft an sie heranzugehen. Ich sollte keine Beschlüsse fassen, deren Folgen über ein paar Tage hinausgehen oder erhebliche Auswirkungen haben.

Auch kleine Entscheidungen können mich überfordern. Biete mir nicht zu viele Auswahlmöglichkeiten an.

- Stelle mir gezielte Fragen. Sage z. B. »Ich habe hier etwas Saft. Soll ich dir ein Glas davon bringen?« (Wenn du mich fragst, was ich trinken möchte, kann ich mich vielleicht nicht entscheiden.)
- Anstatt mich zu fragen, ob ich ausgehen möchte, sage: »Ich gehe ins Kino und möchte eigentlich nicht alleine dahin. Ich würde mich freuen, wenn du mitkommst.« (Wenn du mich fragst, ob ich einen Film sehen will, sage ich wahrscheinlich nein, weil ich zu überhaupt nichts Lust habe.)
- Schiebe Entscheidungsfindungen möglichst auf.
- Wenn eine Entscheidung getroffen werden muss, lass mich nicht spontan handeln, sondern hilf mir, die Alternativen zu sortieren und die Vor- und Nachteile abzuwägen.
- Wenn nötig, einige dich mit mir auf eine Übergangslösung und überdenke die Situation später neu.
- Ermuntere mich, mir die Meinung meines Therapeuten oder eines ande-

ren vertrauten Menschen anzuhören und diese in Erwägung zu ziehen.

Erinnerungsvermögen

Schimpfe nicht mit mir, wenn ich etwas vergesse. Verwechsele nicht meine Vergesslichkeit mit Vernachlässigung.

- Verstehe, dass mein gestörter seelischer Zustand meine Fähigkeit, mich zu konzentrieren, stört und mein Gedächtnis beeinträchtigt.
- Statt mich ständig zu ermahnen, hilf mir, Gedächtnisstützen zu schaffen. Rege an, dass ich mir Zettel schreibe oder Listen anlege, um auf beiden Seiten Ärger zu vermeiden.

Mich weniger tun lassen

Liege mir nicht ständig in den Ohren mit Dingen, die ich machen soll. Manchmal ist die Anstrengung mehr, als ich verkraften kann. Werde nicht böse, wenn ich deinen Bitten nicht nachkommen kann. Ich brauche vielleicht ein bisschen Motivation von außen, aber bestehe nicht zu sehr darauf. Anderenfalls kann ich mich querstellen, weil ich den Eindruck habe, dass du meine Situation nicht wirklich erfasst und meine Gefühle nicht respektierst. Lass mich tun, was ich tun kann. »Ermutigen, aber nicht zwingen« sollte dein Leitspruch lauten.

Plan B

Bringe dich nicht in eine Lage, die ein Handeln meinerseits erfordert, wenn es fraglich ist, ob ich dazu überhaupt fähig bin. Die Folgen könnten katastrophal sein. Wenn ich z. B. ständig vergesse, Rechnungen zu begleichen, solltest du vielleicht Einzugsermächtigungen erteilen. Entwickle einen Ersatzplan, sodass wir nicht unter den Folgen meiner Unzulänglichkeit und meiner Vergesslichkeit leiden müssen.

Aufgaben

Ermutige mich zu so viel Eigenverantwortung wie möglich. Zwar kann ich an manchen Tagen vielleicht nicht alles wie gewohnt machen, bin dafür aber an anderen aktiver. Und obwohl einiges meine Fähigkeiten übersteigt, kann ich anderes immer noch schaffen.

- Hilf mir zu bestimmen, welche Tätigkeiten ich ausführen kann und welche nicht.
- Bestärke mich in dem, was ich kann, und erwarte von mir, dass ich es auch tue.
- Wenn ich nicht in der Lage bin, etwas ganz allein zu machen, stehe mir anfangs zur Seite. Wenn wir die Routinearbeit im Haus zusammen erledigen, kann ich dafür vielleicht mehr Kraft aufbringen, als wenn ich alleine wäre.

Mich, so wie ich bin, wertschätzen

In einer leistungsorientierten Welt liegt die Betonung eher auf dem, was wir tun, als darauf, wer wir sind. Wenn ich nicht zur Arbeit gehen und auch zu Hause nicht viel beitragen kann, leidet wahrscheinlich mein Selbstwertgefühl. Zudem verurteile ich mich für meine Untätigkeit und dafür, dass ich nicht für meine Familie sorgen kann. In meinem Leben gibt es dann ein Vakuum, und ich vermisse Erfolgserlebnisse.

Hilf mir, die Dinge, auf denen mein Selbstbild und mein Selbstwert beruhen, neu zu bestimmen. Wenn ich wegen der Aufgaben, die ich jetzt erledige, nicht mehr so viel von mir selbst halten kann, kann ich vielleicht lernen, meine Selbstachtung auf persönlichen Eigenschaften aufzubauen. Intelligenz, Freundlichkeit, Mut und Entschlossenheit, sich den Herausforderungen der bipolaren Störung zu stellen, sind nur ein paar der lobenswerten Merkmale. Du kannst mir helfen, meine ganz besonderen Eigenschaften zu entdecken.

- Erlaube mir nicht zu verzweifeln, weil ich das, was mich ausgemacht hat und was du von mir gewohnt bist, nicht mehr tun kann.
- Mache dein Einverstandensein mit mir nicht von meiner Leistung abhängig.
- Genauso wenig lass zu, dass ich mein Selbstbild daran festmache. Schätze, wer ich bin und was ich tue.
- Versichere mir, dass ich immer noch Liebe und Wertschätzung verdiene, auch wenn meine Fähigkeiten zeitweise eingeschränkt sind.

Feste Eigenschaften

Die bipolare Störung äußert sich nicht bei jedem Betroffenen in gleicher Weise. Es hängt in großem Maße von meiner

Persönlichkeit ab, welche Form sie annimmt. Um richtig mit mir umgehen zu können, musst du zunächst einmal ermitteln, was zur Erkrankung und was zu meinem Wesen gehört. Wenn ich normalerweise verantwortungsbewusst bin, kann es an der Störung liegen, dass ich während einer Episode meine Verpflichtungen vernachlässige. Wenn ich jedoch in stabilen Phasen zur Faulheit neige, kann meine Lethargie bei Depression nicht vollkommen auf die Erkrankung geschoben werden.

- Behandle Charakterzüge als das, was sie sind.
- Sei dir jedoch darüber im Klaren, dass die bipolare Störung wirklich drastische, manchmal bleibende Persönlichkeitsveränderungen hervorrufen kann.

Veränderbare Gewohnheiten

Versuche nicht, mich zu verändern, wenn ich mitten in einer Episode stecke. Wenn es mir in stabilen Phasen schwerfällt, meine schlechten Gewohnheiten zu bekämpfen, ist die Aussicht, sie ausgerechnet bei Manie oder Depression unter Kontrolle zu bekommen, praktisch null. Allgemein treten unerwünschte Verhaltensweisen dann oft in verschlimmerter Form auf. Meine Episoden gehen dagegen nicht auf eine Charakterschwäche zurück, und auch ein Wandel meiner Persönlichkeit wird den Verlauf der Krankheit nicht ändern. Die Diskrepanz zwischen der Person, die ich bin, und der Person, die du von mir erwartest, zu verstärken, wird die Dinge nur noch schlimmer machen. Geduld und Toleranz sind gefragt.

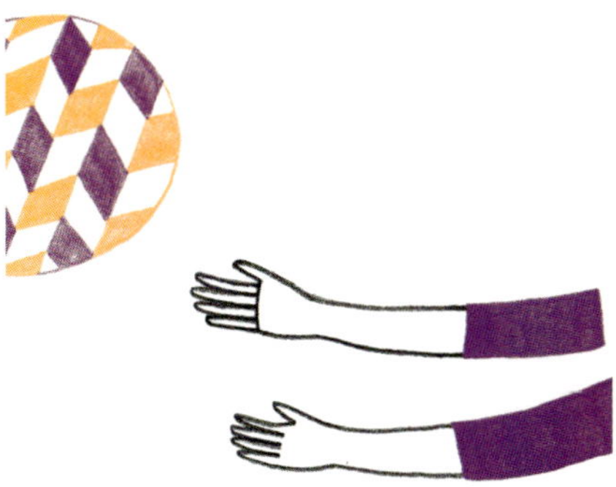

Wie du mir helfen kannst, mit Gefühlen umzugehen

Gefühle sind der Stoff, aus dem die bipolare Störung gemacht ist. Sie stellen eine allgegenwärtige Dynamik dar, die unseren Umgang miteinander und unsere Belastbarkeit beeinflusst. Obwohl wir das Aufkommen unserer Gefühle nicht kontrollieren können, sollten wir ihren Ausdruck bewusst wählen. Das wird sowohl für mich als auch für dich eine echte Herausforderung sein.

Gefühle zugestehen

Unterschätze nicht die Macht der Gefühle, die mich übermannen. Fordere mich nicht auf, die Welt positiv zu sehen, wenn ich depressiv bin, und nicht, mich zu beruhigen, wenn ich manisch bin. Genau das kann ich nicht, wenn ich in einer Episode gefangen bin. Meine Gefühle können und sollen nicht unterdrückt werden. Nur wenn ich sie zulasse, kann ich vielleicht erkennen, worauf sie mich hinweisen wollen.

- Erkenne die Intensität dessen, was ich fühle, an.
- Auch wenn meine Gefühle unbegründet oder unverhältnismäßig erscheinen, begreife, dass sie – und der Schmerz – für mich sehr real sind.

Weinerlichkeit

Sage mir weder, dass ich aufhören soll zu weinen, noch, dass ich mich zusammenreißen soll, wenn ich hemmungslos weine. Fordere mich andererseits nicht auf, „alles rauszulassen“. Meine Traurigkeit und Hoffnungslosigkeit sind grenzenlos. Manchmal kann ich mich nicht ausweinen. Dann bin ich vollkommen von der Verzweiflung überwältigt, die meine innere Welt ausmacht. Ich fühle mich der Außenwelt besonders entfremdet und bin davon überzeugt, dass das niemand versteht – und so ist es auch! Ich bin verletzlich und brauche Feingefühl von deiner Seite.

Trostlosigkeit

Fühle dich nicht gedrängt, etwas Aufmunterndes sagen zu müssen. Manchmal ist deine Gegenwart Trost genug.

- Traue dich ruhig, dich neben mich zu setzen und zu schweigen.
- Halte mich fest, umarme mich oder nimm einfach meine Hand, wenn ich es zulasse.
- Wenn ich lieber allein sein möchte, gestehe mir ausreichende Erholungszeit zu. Ausgiebiges Weinen erschöpft mich oft, sodass ich vielleicht nicht in der Lage bin, anderen sofort gegenüberzutreten.
- Sieh ab und zu unaufdringlich nach mir, um festzustellen, ob ich vielleicht wieder kontaktbereit bin.

Gefühllosigkeit

Obwohl die Gefühle manchmal nur so überquellen, bin ich zu anderen Gelegenheiten wie betäubt und unfähig, überhaupt etwas zu empfinden, schon gar nicht Vergnügen oder Freude. Ich lächle nicht einmal über die Späße der Kinder, das niedliche Verhalten eines geliebten Haustiers oder bei deinen Zuneigungsbekundungen. Vielleicht bin ich vollkommen unempfänglich für jeglichen Kontaktversuch. Das kann für dich extrem frustrierend sein und dir eigenen seelischen Schmerz bereiten.

- Mache dir klar, dass meine Nichtreaktion ein Zeichen dafür ist, dass ich in meiner inneren Welt gefangen bin. Ich habe nicht nur deine Gefühle ausgeblendet, sondern auch meine eigenen.

Einzigartigkeit

Versuche nicht, meine Gefühle zu relativieren, indem du darauf hinweist, dass jeder Probleme hat, vielleicht schlimmere als ich, und dass ich nichts Besonderes bin. Sag mir nicht, dass jeder einmal traurig oder freudig erregt ist, um anzudeuten, dass meine Gefühle normal seien. Bipolare Gefühle sind nur »normal« im Sinne von typisch für die Störung.

- Unterscheide zwischen angemessenen und außergewöhnlichen Stimmungen im Hinblick auf Heftigkeit, Dauer und Ursprung.
- Sage mir nicht, dass du verstehst, was ich fühle. Solange du nicht selbst eine bipolare Störung hast, Manie oder eine klinische Depression erlebt hast, kannst du dir das Ausmaß meines Leidens unmöglich vorstellen. Sage stattdessen: »Ich kann unmöglich wissen, was du durchlebst, aber ich weiß, dass du leidest, und ich nehme es wichtig.«

Verantwortung

Grenze meine und deine Empfindungen voneinander ab. Wir müssen unsere Reaktionen jeweils selbst verantworten.

- Mache meine Gefühle nicht zu deinen. Denke nicht, dass du für sie verantwortlich seist.
- Mache mich umgekehrt auch nicht für deine Gefühle verantwortlich.

Ermahnungen unterlassen

Mache mir kein schlechtes Gewissen, weil ich so bedürftig und schwierig im Umgang bin. Mir ist bewusst, was für eine Last ich geworden bin und ich fühle mich deswegen schon schlecht genug. Während einer Depression mache ich mich selbst so nieder, dass ich dich dafür sicher nicht brauche. In einer manischen Phase bemerke ich wahrscheinlich nicht, dass ich mich daneben benehme, und werde nicht verstehen, was du zu kritisieren hast. Zurechtweisungen verstärken nur mein Minderwertigkeitsgefühl und meinen Widerstand gegen dich.

Keine Verurteilung

Belehre oder kritisiere mich nicht ständig. Ich fühle mich bereits so, als würde ich für alles beurteilt, was ich tue oder lasse. Deshalb bewirkt dies, dass ich mich noch weiter in meine innere Welt zurückziehe. Veranlasse mich nicht dauernd dazu, mich zu erklären, zu verteidigen oder zu rechtfertigen.

- Denke daran, dass es manchmal weder Erklärung noch Rechtfertigung für mein Verhalten gibt noch etwas zu seiner Verteidigung.
- Verstehe, dass das Kranksein hin und wieder die Regie übernimmt und ich nicht immer in der Lage bin, dagegen erfolgreich anzukämpfen.

Keine Banalitäten

Halte dich zurück mit fortwährenden aufmunternden Reden. So gut wie sicher gehen sie mir gegen den Strich und erreichen nicht die gewünschte Wirkung. Stattdessen werde ich davon überzeugt sein, dass du wirklich nichts verstehst, und dir nicht mehr zuhören. Ermahnungen wie: »Reiß dich zusammen«, »sei dankbar für das, was du hast«, »hör auf, dich zu bemitleiden« schaden mehr, als dass sie nützen. In der Regel gilt: Unterstelle nicht, dass ich eigentlich in der Lage sein sollte, mich anders zu fühlen.

Keine Predigten

Philosophiere nicht, indem du mir sagst, dass meine Erlebnisse mich stark machen und ich dadurch ein besserer Mensch werde. Wenn ich leide, interessiert mich das nicht.

- Sieh ein, dass kein noch so großes persönliches Wachstum es wert ist, den übermäßig hohen Preis einer bipolaren Störung dafür zu zahlen, und verzichte auf so eine Argumentation.

Wenn Religion oder Spiritualität in meinem Leben eine Rolle spielen, nimmst du vielleicht an, dass mein Glaube mir eine Hilfe ist. Möglicherweise ist es so. Ich könnte jedoch auch hinterfragen, warum mir etwas so Verheerendes zugemutet wurde. Ich bin vielleicht der Auffassung, dass eine vollständige Heilung aufgrund meines fehlenden Glaubens nicht möglich ist, und fühle mich deswegen schuldig. In diesem Bereich sind die Empfindungen ernsthaft und tief verwurzelt. Unterschätze das Ausmaß meiner Wahrheitssuche nicht, indem du mir Binsenweisheiten anbietest.

- Respektiere, dass meine Seelenerkundung mir sehr viel bedeutet.
- Sprich taktvoll mit mir darüber, wenn ich das Thema anschneide.

Eine positive Einstellung bewahren

Alles ist eine Sache der Einstellung, und Einstellung ist alles. Der allgemein bekannte Placebo-Effekt zeigt, dass Gesundheitsergebnisse durch Überzeugungen und Erwartungen beeinflusst werden. Das Fachgebiet der Epigenetik untersucht die Tatsache, dass sogar Gene durch Wahrnehmungen und Umwelt verändert werden. Nur wenn wir unseren Umständen mit Zuversicht begegnen, werden wir in der Lage sein, Herausforderungen zu meistern und dauerhaften Seelenfrieden zu erlangen.

Blickwinkel

Wenn du dich dabei ertappst, mir die große Menge Aufmerksamkeit übelzunehmen, die ich brauche, frage dich, ob es anders wäre wenn ich einen schweren Unfall erlitten hätte. Wenn wir unsere Lage vor einem anderen Hintergrund betrachten, kann sie sich von einer überfordernden in eine handhabbare verwandeln.

- Bewahre eine angemessene Betrachtungsweise.
- Frage dich, wie viel Aufwand du für mich betreiben würdest, wenn ich eine rein körperliche Behinderung hätte.

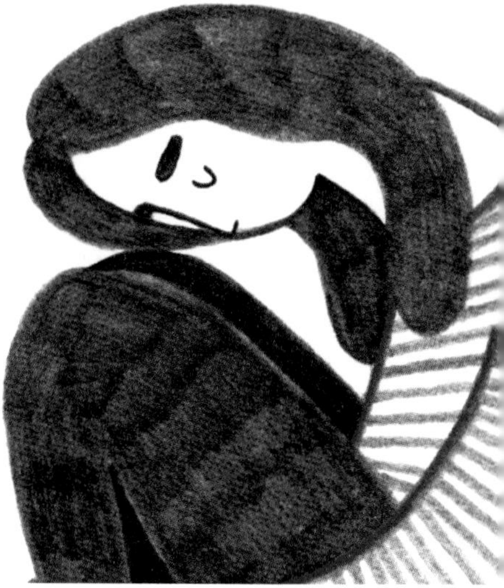

Ausdauer

Verzweifle nicht, wenn eine Depression oder Manie kein Ende zu nehmen scheint. Ich weiß, dass die Lage manchmal hoffnungslos aussieht und deine Standhaftigkeit aufs Äußerste geprüft wird. Episoden sind jedoch einfach Folgendes: etwas mit einem Anfang und einem Ende. Laut Begriffserklärung sind sie zeitlich begrenzt und enden schließlich. Unser Motto sollte sein: Auch das wird vorübergehen.

- Frage: »War es jemals so, dass wir nicht überlebt haben?« Offensichtlich nicht. Wir haben schon Stürme überstanden und werden es wieder schaffen.
- Gib mich nicht auf, auch wenn ich das schon getan habe. Zeige dich zuversichtlich, dass ich meinen Weg zur Gesundung finden werde.

Wie du mir helfen kannst, Notsituationen zu entschärfen

Leider bringt die Erkrankung auch extreme Verhaltenswechsel mit schwerwiegenden, weitreichenden Folgen hervor. Unter diesen radikalen Umständen bin ich wahrscheinlich unfähig, meine Handlungen zu kontrollieren. Wenn die Situation so eskaliert, dass einer von uns beiden in Gefahr gerät, ist es Zeit für drastische Maßnahmen.

Auf Extreme gefasst sein

Wenn es bereits schwierig ist, mit milderen Erscheinungsformen der Störung zurechtzukommen, stellt der Umgang mit schwerwiegenderen Situationen eine noch beachtlichere Aufgabe dar. Wenn du übersiehst, dass mein Zustand gefährlich wird, kann der Ausgang katastrophal sein. Es ist wesentlich, dass du nach extremen Verhaltensweisen Ausschau hältst und weißt, welche Schritte du dann unternehmen musst.

Erschreckende Verwandlung

An irgendeinem Punkt magst du dich fragen, wer der fremde Mensch ist, der den Platz dessen eingenommen hat, den du immer gekannt und geliebt hast. Wo ich vielleicht ruhig und gesittet war, bin ich jetzt aggressiv, streitlustig und womöglich sogar gewalttätig. Früher genügsam und eher geizig, fange ich plötzlich an, mit Geld um mich zu werfen. Nach Jahren als treuer Partner, begehe ich plötzlich offenen Ehebruch. Jemand, der nie auch nur einen Strafzettel bekommen hat, wird nun mitten in der Nacht von der Polizei nach Hause gebracht.

Unterschätze nicht den dramatischen Einfluss, den ein bipolarer Stimmungsumschwung auf mich haben kann. Dabei kann es wirklich einen Dr.-Jekyll-und-Mr.-Hyde-Effekt geben. Habe keine Angst, wenn ich ein ganz anderer geworden zu sein scheine. Meistens werde ich wieder zu dem Menschen, den du kennst, sobald eine Episode vorbei ist.

- Konzentriere dich auf den Menschen, den du aus stabilen Phasen kennst.
- Erkenne jedoch, dass der Umgang mit den extremen Umständen dieser Erkrankung seinen Tribut fordert und bleibende Veränderungen bei uns beiden verursachen kann.
- Nachdem eine Episode vorbei ist, sollten wir eine Bestandsaufnahme machen und uns gegebenenfalls neu ausrichten.

Unakzeptables Verhalten

Lass mir nicht einfach alles durchgehen.

- Setze mir Grenzen, besonders, wenn ich mir oder anderen gegenüber feindselig oder zerstörerisch bin.
- Versuche zu unterscheiden zwischen Verhalten, das außerhalb meiner Kontrolle liegt, und solchem, das bewusst manipulativ ist. Ja, manchmal kann ich bei extremer Manie nicht für mein Verhalten verantwortlich gemacht werden, aber dass ich eine Episode als Ausrede für schlechtes Benehmen benutze, darf nicht hingenommen werden.
- Lass mich wissen, dass du mich immer noch akzeptierst und schätzt, aber mein Benehmen nicht hinnehmen kannst.

Verschwenderisches Geldausgeben

Bei Manie habe ich die zwanghafte Neigung, Geld zu verschwenden. Ich gebe dann jeder kleinsten Laune nach und kaufe alles Mögliche, manchmal in riesigen Mengen. Setze mich deshalb dieser Versuchung nicht aus und verhindere, dass ich in meine Lieblingsläden gehe oder überhaupt in Einkaufszonen. Lass den Fernseher nicht auf dem Homeshopping-Kanal laufen.

- Wenn nötig, schalte die Kindersicherung am Fernseher ein, um die Verkaufssender zu blockieren.
- Vereinbare mit mir, dass ich dir meine EC- und Kreditkarten gebe, sobald ich manisches Verhalten zeige.
- Übernimm das Einkaufen, wenn das irgendwie möglich ist. Wenn es nicht anders geht und ich einen Einkauf erledigen muss, gib mir nur den abgezählten Betrag, sodass ich keine Spontankäufe machen kann.
- Überwache meine Online-Kaufgewohnheiten.

Unbewusste Leichtsinnigkeit

Während einer Episode kann ich eventuell Gefahr nicht erkennen und gehe unbekannte Risiken ein. Möglicherweise musst du mich vor mir selbst bewahren. Bei Manie kann es beispielsweise vorkommen, dass ich zu ablenkbar und aggressiv bin, um ein Auto sicher steuern zu können. Medikamente können meine Reaktionszeit gefährlich verlangsamen, sodass ich nichts tun sollte, das schnelle Reflexe erfordert. Wie schon angesprochen, könnte ich in sexuell kompromittierende Situationen geraten.

- Finde mit mir zusammen während eines stabilen Zeitabschnitts die möglichen Risiken heraus. Wenn ich Gewohnheiten habe, die bei Manie oder Depression gefährlich werden könnten, sollten wir uns auf Maßnahmen für diesen Fall einigen.
- Ein gutes Beispiel hierfür ist das Aushändigen der Autoschlüssel, wenn meine Wahrnehmung und Koordination nicht auf der Höhe sind.

Erhöhte Suchtanfälligkeit

Übersieh nicht die Spuren von Alkohol- oder Drogenmissbrauch bei mir oder dir selbst. Wir sind beide gefährdet und können der Versuchung unterliegen, unseren Schmerz durch Trinken oder den Gebrauch illegaler Drogen zu betäuben. In Wirklichkeit wird dies unsere Situation nur verschlimmern und unsere Fähigkeit, mit ihr umzugehen, vermindern.

- Gehe mit mir zu einer fachkundigen Beratung, um die Situation zu besprechen und nach besseren Bewältigungsmöglichkeiten zu suchen. Und zwar, bevor sich ein ernsthaftes Problem entwickelt.

Kriminelles Verhalten

Wenn ich mitten in einer manischen Episode bin, kann ich mich so verhalten, dass ich mit dem Gesetz in Konflikt komme. Das können waghalsiges Fahren, Eigentumsbeschädigung, Schlägereien, Ladendiebstahl, finanzieller Betrug oder Ähnliches sein. Obwohl du vielleicht sofort etwas unternehmen musst, um die Situation zu retten, schirme mich nicht immer gegen die Folgen ab.

- Sage mir klar und deutlich, welches Verhalten unakzeptabel ist.
- Hilf mir, mich den Folgen meines Handelns zu stellen und Wiedergutmachung zu leisten, sobald ich dazu in der Lage bin.
- Wenn Rechtshilfe erforderlich ist, besorge mir einen Anwalt, der etwas von bipolarer Störung versteht oder

zumindest Erfahrung mit psychischen Erkrankungen hat. Ein Plädoyer auf vorübergehende Unzurechnungsfähigkeit lässt mich möglicherweise ungeschoren davonkommen, kann mir aber das ganze Leben anhängen. Hilf mir also, die Situation sorgfältig zu analysieren.

Drohende Gewalttätigkeit

Akzeptiere kein missbräuchliches Verhalten und verharmlose Gewaltandrohungen gegen dich oder gegen mich selbst nicht. Bei extremer Manie kann ich außer Kontrolle geraten und aufgebracht und aggressiv werden.

- Nimm Drohungen ernst und bringe dich in Sicherheit.
- Habe im Kopf, wohin du gehen und was du tun willst, sollte so eine Situation eintreten.
- Rufe in extremen Fällen Polizei oder Rettungsdienst, wenn du dich wirklich in Gefahr siehst.

Wahrnehmungsanomalien

Im äußersten Fall kann es vorkommen, dass ich Dinge wahrnehme, die nicht da sind (Halluzinationen) oder einen Realitätsverlust erlebe (Wahnvorstellungen). Wenn ich geistig verwirrt und/oder gewalttätig bin, fasse mich nicht an und wende auch keine körperliche Gewalt an. Schreie mich nicht an, und schüchtere mich auch nicht auf andere Art ein. Verstelle mir nicht den Weg bzw. treibe mich nicht in die Enge. Lass die Situation auch unter schlimmsten Umständen nicht in Gebrüll oder eine körperliche Auseinandersetzung ausarten.

- Sprich fest mit mir, aber ruhig und leise und am besten unter vier Augen. Eine ganze Gruppe von Leuten, die alle auf einmal auf mich einreden, verwirrt mich und wirkt bedrohlich. Wenn ich mich bereits bedrängt fühle, wird dies den Eindruck nur verschlimmern, sodass ich meine, mich wehren oder fliehen zu müssen.
- Benutze einfache Sätze, die zu mir durchdringen können.
- Verhalte dich so, dass deine Körpersprache nicht bedrohlich wirkt, und bezwinge mich nicht mit Blicken.
- Bitte mich, mich hinzusetzen, wenn ich auf und ab gehe, und setze dich zu mir.

Notfälle

Zögere nicht, professionelle Hilfe anzunehmen. Ich sollte dir eine Patientenverfügung und eine allgemeine Vollmacht im Voraus geben. Dann kannst du für mich

Entscheidungen treffen, wenn ich selbst nicht dazu in der Lage bin.

- Versuche mich davon zu überzeugen, Hilfe freiwillig anzunehmen. Wenn ich das nicht tue, sei darauf gefasst, Schritte gegen meinen Willen zu unternehmen.
- Halte die Telefonnummer von vertrauten Fachleuten bereit.
- Wenn meine Betreuer nicht zu erreichen sind – oder wenn sie es empfehlen – rufe eine Klinik, eine Hotline oder sogar die Polizei an, wenn ich gewalttätig oder ernsthaft selbstmordgefährdet bin.
- Kläre vorab, welche Einrichtung ich bevorzugen würde und finde schon vorher heraus, welche Aufnahmeregelungen dort gelten.

Suizidgefahr erkennen

Wir können nicht über bipolare Störung sprechen, ohne das Thema Selbstmord zu berücksichtigen. Dieser Aspekt der Erkrankung sollte sehr ernst genommen werden; 25%–60% aller Betroffenen machen irgendwann einen Selbstmordversuch. Du musst dir klarmachen, dass die Verzweiflung der Depression und die Besessenheit der Manie meine Wirklichkeit gänzlich entstellen. Ich scheine einen hoffnungslosen Kampf zu führen, der, wenn ich verliere, nur eine Möglichkeit offen lässt.

Ignoriere es nicht, wenn ich anfange, von Selbstmord oder Tod zu sprechen. Es ist definitiv ein Warnsignal, wenn ich sage, dass es sinnlos ist weiterzumachen oder ich es einfach nicht mehr aushalte. Es ist kein Schauspiel, sondern ein echter Hilferuf. Mein Leid ist so stark, dass mir alles willkommen ist, was dem ein Ende bereitet. Der Tod erscheint wünschenswerter als ein solches Leben. Habe keine Angst, mit mir über meine Absichten zu sprechen. Entgegen einer weit verbreiteten Ansicht, verschlimmert Reden meinen Zustand nicht. Vielmehr entspannt es häufig die Situation.

- Bleibe wachsam im Hinblick auf Warnsignale.
- Höre mir aufmerksam zu, bleibe dabei ruhig und werte nicht.

Irrationale Rationalität

Versuche nicht, mir mit Vernunft zu kommen bzw. mir alle Gründe zu nen-

nen, warum ich weiterleben sollte. Auch noch so viel Logik kann mein Leiden nicht zum Verschwinden bringen.

- Erkenne an, dass ich unerträglich viel Schmerz erleide, und gestehe zu, dass er schwer zu ertragen sein muss.
- Wenn ich das Gefühl habe, dass ich nicht die Kraft zum Weitermachen habe, versichere mir, dass du mir zutraust, die Krise zu überstehen.
- Sage mir, dass du mich nicht alleine kämpfen lässt, sondern alles in deiner Macht Stehende tun wirst, um mir beim Überleben zu helfen.

Unterschätze nicht, wie sehr mich die Hoffnungslosigkeit überwältigt. Jede neue Episode scheint schlimmer als die vorherigen zu sein. Jede vergrößert mein Leiden, weil sie mir die Hoffnung raubt, jemals episodenfrei sein zu können. Wenn du mir zu vermitteln versuchst, dass sie vorbeigehen wird – ein Satz, der normalerweise hilft – denke ich nur: »Ja, schön, aber sie kommt gleich wieder, was soll das also?« Die Selbstmordgefahr ist am größten, wenn ich absolut keine Hoffnung mehr sehe.

Verräterische Vorbereitungen

Übersieh nicht die Anzeichen, die auf Selbstmordvorbereitungen hindeuten. Erlaube mir keinen Zugang zu Waffen oder anderen Dingen, mit denen ich mir Schaden zufügen könnte. Dazu gehören auch Drogen in großen Mengen.

- Beachte es, wenn ich anfange, meine Angelegenheiten zu ordnen, Sachen wegzugeben, ein Testament oder einen Abschiedsbrief schreibe. Genauso, wenn ich mich in gefährliche Situationen begebe oder mir die Mittel beschaffe, um meine Drohung auszuführen.
- Frage mich, ob ich schon weiß, wie und wann ich mich umbringen will. Wenn ja, ist die Gefahr weitaus größer, dass ich meinen Plan durchziehe.

Achte darauf, wenn ich davon anfange, dass du ohne mich besser dran wärst.

- Lass mich wissen, dass ich dich in eine unerträgliche Lage versetzen würde, wenn ich mich umbringe, und dass die Trauer und die Schuld nicht auszuhalten wären.
- Sage mir, dass du mich sehr vermissen würdest und dass das Leben ohne mich nicht mehr dasselbe wäre.

Lass dich nicht täuschen, wenn es mir plötzlich besserzugehen scheint. Paradoxerweise kann sich meine Stimmung bessern, wenn ich mich endgültig entschieden habe, meine Pläne zu Ende zu führen.

- Beobachte weiterhin meine Worte und Taten, bis du absolut sicher bist, dass die Selbstmordgedanken wirklich verschwunden sind.
- Lass mich nicht alleine, wenn du das Gefühl hast, dass die Lage sich zuspitzt. Arrangiere es so, dass andere Familienmitglieder oder Freunde sich bei meiner Beaufsichtigung abwechseln können.
- Wenn du annimmst, dass wirklich die Gefahr des Durchziehens meiner Pläne besteht, suche Hilfe bei Fachleuten, die mit Selbstmorddrohungen Erfahrung haben: meinem Arzt, meinem Therapeuten oder, bei Bedarf, einer Hotline für Suizidprävention.

Keine Schuldzuweisungen

Wenn das Undenkbare geschieht, gib dir nicht die Schuld. Ich wiederhole: Du bist nicht schuld. Wenn ein Mensch entschlossen ist, sich umzubringen, gibt es nichts, was irgendjemand tun könnte, um ihn aufzuhalten. Irgendwie wird er die Mittel und Wege finden, sein unerträgliches Leiden zu beenden. Es gibt für ihn nur eine Realität – eine von entsetzlicher Tortur – und es scheint nur einen Ausweg zu geben. Es ist die unerbittliche Grausamkeit der Erkrankung, die einen zu diesem Schritt treibt, nicht etwas, was du getan oder unterlassen hast. Du wirst Hilfe dabei brauchen, mit diesem tragischen Ende eines langen Kampfes zurechtzukommen.

- Nimm für dich und andere Familienmitglieder Beratung in Anspruch.
- Gehe zu einer Selbsthilfegruppe, um Trost zu erhalten und zu spenden, Fragen zu stellen, Antworten zu bekommen und zu geben und die Mittel zu finden, weiterleben zu können.

Wie es weitergeht

Der Verlauf einer Manie oder Depression wird stark von unserem Umgang mit ihr beeinflusst. Eine spontane Reaktion wird nie so wirksam sein wie eine bewusste Aktion, die im Vorfeld sorgfältig durchdacht wurde. Vorausplanung umfasst nicht nur den Umgang mit einer bereits eingetretenen Episode, sondern auch vorbeugende Maßnahmen, die den Sturz in den Abgrund oder den Rückzug in die innere Welt verhindern können.

Im Voraus festgelegte Handlungen können als eine Art Sicherheitsnetz dienen. Wenn der Spalt zwischen innerer und äußerer Realität breiter wird, sei es plötzlich oder langsam, spannt sich das bereits vor Ort verankerte Netz über dem Abgrund auf. Es kann das Hineinfallen vielleicht nicht verhindern, aber wenigstens den Sturz abfangen. Wichtig ist, dass das Netz in einem starken, tragfähigen Fundament verankert ist.

Obwohl vorbeugendes Handeln das Beste ist, ist es nur möglich, wenn Episoden sich langsam entwickeln. Das ist ein Vorteil, den wir leider nicht immer haben. Manchmal vollzieht sich ein Stimmungsumschwung ohne Vorwarnung. Ich gehe in guter Verfassung zu Bett und wache mitten in einer Episode wieder auf. In diesem Fall müssen die schützenden Vorsorgemaßnahmen unmittelbar umgesetzt werden.

Maßnahmen im Voraus planen

Aus der Verzweiflung geborene Strategien sind manchmal richtig, aber die vorab überlegten haben eine viel größere Aussicht auf Erfolg. Zumindest solltest du einen ersten Ansatz wählen.

- Besprich Bewältigungsstrategien mit mir während stabiler Phasen.
- Gehe noch einmal die Liste meiner Symptome und deiner möglichen Reaktionen sowie die Vorschläge in die-

sem Kapitel durch. Einige dich mit mir auf die Ansätze, die wir für die vielversprechendsten halten.
- Dokumentiere die Wirksamkeit unserer Versuche und Irrtümer während einer Episode, um bei Bedarf auf die Notizen zurückgreifen zu können, und Anpassungen vorzunehmen.

Schriftliche Vereinbarung

Leider kann ich mitten in einer manischen oder depressiven Episode unfähig – oder nicht gewillt – sein, auf die Maßnahmen einzugehen, auf die wir uns geeinigt haben. Eine gute Methode ist deshalb, unsere geplante Vorgehensweise schriftlich festzuhalten. Wenn ich wütend werde oder deine Initiative zurückweise, wird die Liste dich berechtigen, die geplanten Maßnahmen durchzuziehen, auch wenn ich mich dagegen auflehne.
- Schreibe unsere Strategien auf, sodass wir uns daran erinnern.
- Wenn du dann ein Indiz einer Episode beobachtest, sage mir in ruhiger Weise, was du wahrgenommen hast, erinnere mich an unsere vorher festgelegten Vereinbarungen und bestehe darauf, dass ich sie einhalte.
- Setze unter Umständen eine Art Vertrag auf, den wir beide unterschreiben.

Stressverminderung

Stress – auch positiver – kann eine Episode auslösen oder eine bereits bestehende verschlimmern. Alles, was der Verminderung von Stress dient, ist von Vorteil. Die folgenden Maßnahmen fördern Stabilität und dienen dazu, verbreitete Auslöser einer Episode abzuwenden. Es sind gesunde Gewohnheiten, die jeder für sich entwickeln sollte. Mögliche Anti-Stress-Maßnahmen sind z. B.:
- manische Energie durch körperliche Aktivität abbauen
- sich etwas mehr ausruhen
- Zeit in der Natur verbringen, um zu entspannen und eine andere Perspektive zu gewinnen
- Spiele zusammen spielen

Gemeinschaftliche Aktivitäten wie puzzeln oder einen vergnüglichen Film ansehen beziehen mich in eine gemeinsame Realität ein und können einen Rückzug in mein inneres Gefängnis eventuell verhindern. Ein wenig unbeschwert zusammen verbrachte Zeit kann Wunder wirken – für jeden von uns beiden.

Tagesrituale

Angenehme Tagesrituale dienen als wohltuende, stabilisierende Anker.

- Achte auf regelmäßige Schlaf- und Essenszeiten. Das kann in guten und schlechten Phasen einen beruhigenden Effekt haben.
- Wenn so eine Struktur nicht schon besteht, erwäge einen gesünderen Lebensstil, der der ganzen Familie zugutekommt.

Friedliche Umgebung

Setze mich nicht zu viel Stimulation aus, wenn ein Stimmungsumschwung im Anmarsch ist oder ich mitten in einer Episode stecke. Wenn ich manisch bin, drehe ich dann noch mehr auf, werde nervöser und lauter. In depressivem Zustand kann ich mich überfordert fühlen und mich noch weiter zurückziehen, um dem Aufruhr aus dem Weg zu gehen. Ein ruhiges Familienleben reduziert die Reize, die eine Episode auslösen können und wirkt lindernd, sollte sich eine entwickeln.

- Schaffe eine ruhigere Atmosphäre, die gelasseneres Verhalten fördert.
- Minimiere die Geräuschkulisse und reduziere die Lautstärke der Unterhaltungsmedien.
- Lade keine große Gruppe von Leuten auf einmal ein.
- Lege den Besuchern nahe, nicht zu lange zu bleiben.

Erwartungshaltung

Wenn meine inneren Reserven zu schwinden beginnen, sollte ich im Allgemeinen vermeiden, mich zu sehr zu lange anzutreiben. Eine rechtzeitige Reduzierung der Pflichten kann stressbedingte Episoden verhindern.

- Wenn Symptome auftreten, ermuntere mich notfalls, ein paar Verpflichtungen abzusagen oder um Hilfe zu bitten, wenn ich etwas nicht mehr alleine schaffen kann.
- Hilf mir, Alternativen für das Erledigen von Arbeiten zu finden.

Besondere Anlässe bedenken

Obwohl bipolare Stimmungsumschwünge oft ohne erkennbaren Grund auftreten, gibt es auch Umstände, die eine starke Gefühlsreaktion hervorrufen und eine Episode anstoßen oder verschlimmern können. Diese Möglichkeit sollte bei der

Planung besonderer Anlässe berücksichtigt werden.

Feiertage

Wundere dich nicht, wenn mein Zustand sich an Feier-, Jahres- und Geburtstagen verschlechtert. Diese Ereignisse werden gewöhnlich von freudiger Erwartung und allgemeiner Herzlichkeit begleitet. Bei Depression bin ich vielleicht unfähig, die erhofften Gefühle zu haben, und bin deswegen schuldbewusst und traurig. Möglicherweise kann ich nicht rausgehen und Geschenke kaufen und schäme mich dann, mit leeren Händen dazustehen. Jährlich wiederkehrende Ereignisse erinnern mich an Vergangenes und machen mir meinen Zustand und das Vergehen der Zeit noch bewusster.

- Behaltet trotz meiner Lage unbedingt Familientraditionen bei und feiert auf alle Fälle.
- Ladet weniger Gäste ein, so dass ich mich nicht vollkommen überfordert fühle.

Urlaub

Auch im Urlaub lauern Gefahren. Glaube nicht, dass »endlich mal raus aus allem« mich bestimmt aus einer Episode aufrüttelt. Das Fehlen einer beruhigenden, vertrauten Umgebung könnte bei Manie katastrophal sein. In der Depression kann ich vielleicht Dinge nicht wie sonst genießen, und diese Erkenntnis kann mich weiter entmutigen. Ich kann von Schuldgefühlen überwältigt werden, wenn ich merke, dass ich dich daran hindere, dich zu amüsieren. Auch wenn ich bei unserem Aufbruch stabil war, kann der Aufenthalt in fremder Umgebung zu stressig sein und dann eine Episode hervorrufen. Das Reisen über Zeitzonen hinweg kann ebenfalls traumatisch sein und meinem inneren Gleichgewicht schaden.

- Besprich Ferienpläne mit mir und hilf mir, alle möglicherweise eintretenden Fälle realistisch abzuwägen.
- Wähle Urlaubsziele und Unternehmungen, die für uns machbar sind.
- Gruppenreisen mit Fremden und hektischen, festen Zeitplänen sind stressig und lassen keinen Spielraum. Besser sind selbstgeplante Reisen, die notwendige Änderungen zulassen.

Traumatische Jahrestage

Wenn ich schon bei normalerweise positiv besetzten Gelegenheiten unglücklich bin, nimmt es mich umso mehr mit, wenn das Datum negativer oder sogar traumatischer Vorkommnisse im Jahr wiederkehrt. Unterschätze die Wirkung dieser bedeutsamen Anlässe nicht. Der Todestag eines nahestehenden Menschen oder der Jahrestag meines Jobverlusts können zu einer Depression beitragen oder sie verschlimmern. Dieselben Dinge betreffen dich vielleicht auch.

- Sprich mit mir über diese Ereignisse und hilf mir, mein Gleichgewicht wiederzufinden.
- Hilf mir zu erkennen, dass es ganz normal ist, zu solchen Gelegenheiten traurig zu sein, und dass das Gefühl nicht unbedingt etwas mit einer Episode zu tun haben muss.

Strategien bewerten

Haben sich unsere Strategien bewährt? Müssen wir sie eventuell anpassen? Was in einigen Fällen funktioniert, funktioniert nicht unbedingt in anderen. Jede Episode ist einzigartig, und manchmal muss das Rad in der Tat neu erfunden werden.

Flexible Anpassung

Lass dich nicht frustrieren, wenn unsere Strategien nicht immer Erfolg haben. Wiederhole Methoden, die uns nichts bringen, nicht immer wieder. Habe keine Angst, notwendige Änderungen vorzunehmen.

- Bitte mich dringend, mit dir zusammen die geplanten Strategien neu zu bewerten, wenn ich dazu wieder in der Lage bin.
- Mache Notizen darüber, was geklappt hat und was nicht. Wir können noch mehr Brainstorming betreiben und alternative Herangehensweisen entwickeln, wenn ich wieder stabil bin.
- Plane einen Zeitraum ein, in dem wir ungestört sind.
- Eröffne das Gespräch nicht mit Kritisieren, Schuldzuweisungen oder Beschwerden. Sprich stattdessen über deine Gefühle, die du bei bestimmten Vorfällen hattest. Es sollte kein Streit, sondern ein Dialog sein mit dem Ziel, unsere Strategien für die Zukunft neu zu bewerten.

Verleugnung

Obwohl die Vorteile eines Vorgehensplans nicht genug betont werden können, gibt es vielleicht ein Hindernis. Wenn eine Episode schließlich vorbei ist, kann ich in die Falle geraten zu glauben, dass ich ein für alle Mal geheilt sei. Sobald ich in die Außenwelt zurückkehre, scheint die innere Welt, die meine ganze Existenz ausmachte, sehr weit weg zu sein. In den Fängen einer Episode bin ich davon überzeugt, mich nie anders gefühlt zu haben, und dasselbe gilt für den stabilen Zustand. Mir geht es gut, und ich kann mir nicht vorstellen, jemals wieder durch so eine Hölle gehen zu müssen. Wundere dich also nicht, wenn ich über mein Kranksein nicht mehr nachdenken möchte oder sie einfach leugne.

- Hole an diesem Punkt die Notizen heraus, die du zum Zweck der Gesprächsgrundlage geführt hast. Das geschriebene Wort dokumentiert das schon einmal Geschehene.
- Wenn ich nicht geneigt bin, über die Geschehnisse zu reden, mache mir klar, dass wir darüber sprechen müssen, wenn nicht um meinet-, dann wenigstens um deinetwillen.

Das Nichtstun

Verliere nicht den Mut, wenn ich sage, dass du nichts tun kannst. Habe keine Angst davor, gar nichts zu tun. Vielleicht kannst du im Moment nichts unternehmen, was meine aktuelle Gemütslage zum Verschwinden bringt, du kannst unterstützend wirken.

- Wenn du nicht weißt, was du tun oder sagen sollst, frage mich einfach, ob du irgendwie helfen kannst.
- Sage mir, dass ich dir etwas bedeute und du bereit wärest, mir zu helfen, wenn du wüsstest, wie. Durch diese Zusicherung kannst du deine Anteilnahme am besten zum Ausdruck bringen.

Entwarnung geben

Die Erholung von einer überstandenen Episode ist ein Vorgang, kein plötzliches Ereignis. Wir können uns nicht einfach entspannen, sobald sich eine positive Veränderung in meiner Stimmung zeigt, und so tun, als sei nie etwas gewesen. Ich war schwer krank und brauche seelische und körperliche Heilung. Auch du wurdest ernsthaft herausgefordert und musst dich erholen. Es ist unwahrscheinlich, dass wir sofort zu unserer vorepisodischen Lebensweise zurückkehren können, ohne uns erst einmal um die unvermeidlichen Auswirkungen zu kümmern.

Glaube nicht, dass eine Episode vorüber ist, wenn ich ein paar gute Tage habe. Es ist möglicherweise nur ein kurzes Aufatmen. Auch in einer Episode habe ich bessere und schlechtere Tage, sodass unser Umgang miteinander entsprechend variiert. Eventuell bessert sich mein Zustand langsam und kaum merklich. Oder es kommt vor, dass meine Stimmung recht plötzlich wieder in den Normalbereich zurückkehrt. Was auch immer der Fall ist: Wichtig ist, dass wir unsere Wachsamkeit nicht zu früh beenden.

Besserungsanzeichen

Es ist äußerst wichtig, die Anzeichen eines herannahenden Stimmungsumschwungs zu identifizieren. Genauso wichtig ist es, nach Genesungshinweisen Ausschau zu halten.

- Sage mir, wenn du eine Veränderung zum Besseren beobachtest. Ich bemerke sie vielleicht nicht und fasse Mut, wenn ich sie dann auch erkennen kann.
- Gib mir eine positive Rückmeldung über meinen Fortschritt und ermögliche mir damit, mein Kompetenz- und Selbstwertgefühl wiederzugewinnen. Dies wird die Rückkehr zur Normalität sicherlich unterstützen und beschleunigen.

Langmut

Sobald eine Episode eindeutig vorbei ist, kann unsere Erleichterung so groß sein, dass wir keinen Gedanken mehr daran verschwenden wollen. Wir wollen am liebsten so schnell wie möglich unsere gewohnten Rollen und Verpflichtungen wieder übernehmen. Das ist nicht ratsam, da zu viel und zu baldiger Stress schließlich einen Rückfall verursachen kann. Ungeduld kann die Genesung in der Tat hinauszögern, wenn die Erwartungen zu groß sind. Eine schrittweise Wiederaufnahme der üblichen Routinen ist der beste Ansatz, um Stabilität zu erreichen und zu erhalten. Es ist weder ein Fall von »alles oder nichts«, noch von »jetzt oder nie«. Je länger die Episode andauerte, desto länger braucht der Genesungsprozess. Wenn ich eingewiesen wurde, kann meine Rückkehr zum normalen Leben sogar noch mehr Zeit in Anspruch nehmen.

- Sei weiterhin geduldig.
- Taste dich vorsichtig ans normale Leben heran und ermutige mich dabei, aktiver zu werden, wieder Freunde zu treffen und Pflichten zu Hause allmählich neu aufzunehmen.
- Beobachte, welche Wirkung die Wiederaufnahme meiner Aufgaben auf mich hat, und lass mich entsprechend mehr oder weniger tun.

Folgen verantworten und Versöhnung ermöglichen

Es ist nun einmal eine Tatsache, dass Manie oder Depression nicht ohne Folgen verlaufen, mit denen umgegangen werden muss. Die Episode geht vorüber, die Nachwehen bleiben. Es müssen Dinge richtiggestellt werden, und wir müssen uns mit ihnen befassen.

- Sprich mit mir in einem ruhigen Moment über die negativen Auswirkungen der Episode.
- Sage mir, ob es etwas gibt, das ich wissen sollte, und besprich eventuell nötige Maßnahmen mit mir.
- Setze mich ins Bild über anstehende Entscheidungen und Probleme, die gelöst werden müssen.
- Fange mit kleinen Aufgaben für mich an. Wenn ich weiter genese, hilf mir bei Geld- und Berufsangelegenheiten.
- Unterstütze mich beim Wiedergutmachen von Verfehlungen meinerseits, seien sie finanzieller, legaler oder persönlicher Art.

Nach einem längeren Rückzug aus der Außenwelt kann es schwer sein, den Kontakt zu anderen wiederaufzunehmen. Nur wenn die Umgebung nicht bedrohlich erscheint, werde ich mich aus meinem inneren Gefängnis nach draußen wagen können.

Partnerschaft

Unsere Beziehung wird auf keinen Fall unbeschadet bleiben. Genau wie wir beide jeweils Erholungszeit brauchen, braucht unsere Beziehung welche. Es ist vielleicht schwierig, einander zu vergeben, wo doch Verletzendes gesagt oder getan wurde. Wenn du mich gegen meinen Willen hast einweisen lassen, dauert es vielleicht eine Weile, das Vertrauen wieder aufzubauen.

- Wenn ich mich versuchsweise hinauswage, schaffe eine möglichst unterstützende Empfangsatmosphäre, damit ich nicht die Flucht ergreife.
- Sprich mit mir darüber, wie du dich anlässlich bestimmter Vorfälle gefühlt hast, und über ihre Wirkung auf unsere Beziehung.
- Vermittle mir, wie du bestimmte Situationen erlebt hast und wie meine Reaktionen auf deine Bemühungen auf dich gewirkt haben.
- Lass mich wissen, was du besonders schwierig fandest. Ich bin vielleicht nicht immer in der Lage, etwas wiedergutzumachen, aber lass es mich wenigstens versuchen.
- Höre dir meine Version derselben Sachverhalte an.

- Wenn unsere Beziehung während der harten Prüfung ernsthaft gelitten hat, brauchen wir eventuell professionelle Hilfe, um über Verstimmungen hinwegzukommen und eine bessere Verbindung zueinander zu entwickeln.

Andere Beziehungen

Wenn es soweit ist, den Kontakt zu Familie, Freunden, Bekannten und Arbeitskollegen wieder aufzunehmen, erlebe ich einen Schwall an Gefühlen. Ich schäme mich vielleicht oder bin peinlich berührt. Ich fürchte möglicherweise ihre Kritik und bin unsicher und empfindlich. Je nachdem, wie sie mich während einer Episode behandelt haben, bin ich dann entweder dankbar oder enttäuscht. Auf jeden Fall werde ich auf Ermutigung und Feingefühl angewiesen sein.

- Wenn du diejenigen kennst, mit denen ich Kontakt aufnehmen muss, und mit ihnen über meine Lage gesprochen hast, informiere sie über meine Genesung. Mache ihnen bewusst, dass ich versuche, mein Leben – und meine Beziehungen – wieder zusammenzubekommen, und dass das eine große Herausforderung für mich bedeutet.
- Es mag für den Anfang leichter sein, Kontakt zu Fremden herzustellen. Ermuntere mich, an Aktivitäten teilzunehmen, bei denen ein loser Kontakt mit anderen möglich ist. Diese Menschen erwarten nicht zu viel von mir und kritisieren mich nicht, wenn ich einmal nicht mitmachen kann. Das wäre z. B. der Fall, wenn ich im Chor singe, einen Kurs mit interessantem Thema belege oder einem Verein beitrete. All das kann mir beim Wiederanschluss an die Außenwelt helfen.

Zurück- und Vorausblicken

Bewerte mit mir zusammen, wie gut unsere Strategien gewirkt haben, sobald ich wieder stabil bin. Herauszufinden, was funktioniert hat und was nicht, ist ein wesentlicher Bestandteil des Genesungsprozesses und muss zusammen gemeistert werden.

Nachdem eine Episode vorbei ist, brauchst du nicht auf Zehenspitzen zu schleichen aus Angst, dass vielleicht jederzeit eine weitere auftritt. Ja, es ist wichtig, dass du mit mir nach Symptomen Ausschau hältst, aber übergroße Ängstlichkeit wird unser Leben negativ

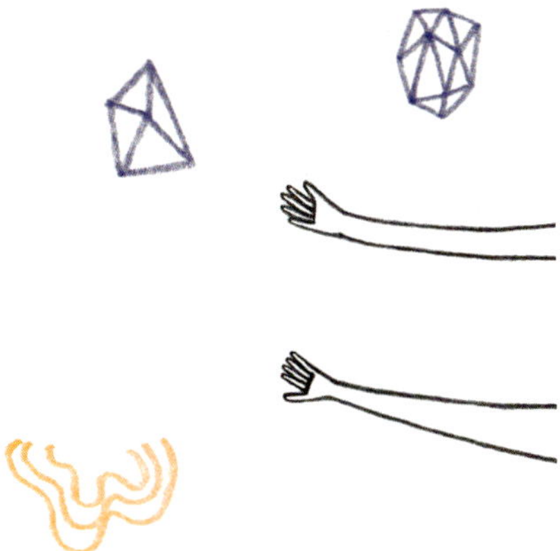

beeinflussen. Lass uns sobald wie möglich zu einem unbelasteten Miteinander zurückkehren.

Obwohl die Empfehlungen dieses Buches sehr ausführlich sind, sind sie immer noch nicht vollständig. Wir werden niemals in der Lage sein, jedes mögliche Geschehen vorherzusehen, und viele Situationen werden eine spontane Antwortreaktion erfordern. Strategien werden häufig abgewandelt werden müssen. Es ist zu hoffen, dass die Einblicke, die du durch das Lesen dieses Buches gewonnen hast, es dir ermöglichen werden, auf fast jede Situation so zu regieren, dass beide Seiten davon profitieren. Glücklicherweise wirst du niemals alle Vorschläge im Verlauf einer einzelnen Episode anwenden müssen, und viele Maßnahmen wirst du überhaupt nicht brauchen. Die Strategien, die wir in der Praxis anwenden, sollten einem einzigen Zweck dienen: die Lücke zwischen innerer und äußerer Realität zu überbrücken, sodass wir wieder in einer gemeinsamen Welt leben können, harmonisch und im Gleichgewicht.

Ich weiß, dass es nicht einfach ist, mit der bipolaren Störung täglich zusammenzuleben. Dass du mir hilfst, mit einer Episode fertig zu werden, schnell zu genesen und stabil zu bleiben, ist von unermesslichem Wert. Ich bin dir unendlich dankbar, dass du zu mir hältst. Danke, dass du dich um Verständnis bemühst. Danke, dass du zu helfen versuchst. Danke, dass du für mich da bist.

Glossar

In der Psychiatrie tauchen ständig neue Begriffe auf, während andere, wie „Geisteskrankheit", „endogen", „Psychose" oder „Neurose", obsolet werden. Leider werden veraltete Begriffe weiterhin verwendet und es wird ein überholtes Verständnis beibehalten.

Krankheit natürliche Einheit, die als Folge nicht ausgeschiedener Belastungen die Gesundheit eines Körperteils oder eines Systems beeinträchtigt

Erkrankung subjektive Gesundheitsbeeinträchtigung mit auffälligen Symptomen, die auf eine Krankheit oder Störung hinweisen

Störung interaktive, beeinflussbare Einheit, die ungeachtet der Ursache eine allgemeine Verschlechterung der Gesundheit herbeiführt

Syndrom Bündel mehrerer zusammenhängender Einzelsymptome

Symptom Warnsignal, dass Bedürfnisse nicht gestillt oder gar bedroht sind

DSM Gilt als ultimative Autorität für die symptomorientierte Diagnose und Klassifizierung psychischer Erkrankungen, wird aber übermäßiger Pathologisierung bezichtigt: DSM-1 (1952) umfasste 66 Erkrankungen, DSM-5 (2013) fast 300.

normal gewöhnlich; durchschnittlich; kein Einzelfall; der Norm entsprechend

Norm Maßstab für wertende Beurteilung. (In der Psychiatrie definiert durch das DSM.)

natürlich in der Natur vorkommend; dem Vorbild der Wirklichkeit entsprechend; aus dem Wesen hervorgehend

Gefühl anhaltende Empfindung, die erst nach bewusster Wahrnehmung und Deutung von Ereignissen entsteht. Entspringt logischem Denken als Ergebnis erlernter Werturteile.

Emotion kurze, starke, instinktive, reflexartige Reaktion, die ohne Bewertung auf der psychologisch-physiologischen Ebene auftritt. (Achtung: In der Psychologie werden Gefühle als Emotionen bezeichnet!)

Gedanke lenkbarer mentaler Prozess, der Fakten, Ideen, Überzeugungen und Werte verarbeitet. Gedanken gestalten Gefühle.

Stimmung körperlich-psychische Gesamtverfassung, die situationsbedingten Schwankungen unterliegt und die emotionale Einstellung zu sich selbst und zur Umwelt widerspiegelt. Negative Stimmungen weisen auf eine Diskrepanz zwischen Erwartungen und Realität hin, die nach Veränderung verlangt.

Affektregulation Fähigkeit, negative Emotionen, die aus der selbstkonfrontativen Auseinandersetzung mit unangenehmen Erfahrungen entstehen, so zu regulieren, dass sie integriert werden können.[4]

Hochsensibilität angeborene Eigenschaft, gleich einer Begabung, bei der das Nervensystem eine erhöhte Empfänglichkeit für äußere und innere Reize zeigt. Da Betroffene feiner, intensiver und ausgedehnter empfinden, erleben sie oft eine Reizüberflutung.

Entzündung körperlicher Abwehrmechanismus. Umweltfaktoren sowie Ernährung und Lebensstil können zu chronischen Entzündungen führen, die mittlerweile unbestritten in Zusammenhang mit schweren psychischen Erkrankungen einschließlich der bipolaren Störung stehen.

Darm-Hirn-Achse die Verbindung zwischen Verdauungs- und Nervensystem. Wechselseitige Kommunikation läuft über den Vagusnerv, Neurotransmitter, Zytokine und kurzkettige Fettsäuren.

Mikrobiota (Darmflora) Gesamtheit aller Darmbakterien und Hauptbestandteil des menschlichen Mikrobioms. Starker Entzündungsregler, beeinflusst durch Ernährung, Medikamente, uvm.

Psychobiotikum ein lebender Organismus, der einen gesundheitlichen Nutzen bei Menschen mit einer seelischen Störung bewirkt.

Psychoneuroimmunologie interdisziplinäres Forschungsgebiet, das sich mit der Wechselwirkung der Psyche, des Nervensystems und des Immunsystems beschäftigt.

Ökotrophologie Ernährungswissenschaft

Ketogene Diät entzündungshemmende, kohlenhydratarme, fettreiche Ernährung, die den Energiestoffwechsel umstellt.

Paleo-Lifestyle entzündungshemmende Lebensweise, die eine basische Steinzeiternährung, körperliche Aktivität, frische Luft, Sonnenlicht, Stressausgleich, soziale Verbundenheit und erholsamen Schlaf umfasst.

Endnoten

1 Maletic, V. & Raison, C. (2014, August) Integrated neurobiology of bipolar disorder. [abgerufen am 10.04.2021, von https://pubmed.ncbi.nlm.nih.gov/25202283/]

2 Brogan, K. (o.D.) Do 5 Million Americans Really Have Bipolar Disorder? [abgerufen am 10.04.2021 von https://kellybroganmd.com/do-5-million-americans-really-have-bipolar-disorder/]

3 Tynan, R. J., Weidenhofer, J., Hinwood, M., Cairns, M. J., Day, T. A., & Walker, F. R. (2012, March). A comparative examination of the anti-inflammatory effects of SSRI and SNRI antidepressants on LPS stimulated microglia. [abgerufen am 10.04.2021 von https://pubmed.ncbi.nlm.nih.gov/22251606/]

4 Stangl, W. (2021). Stichwort: ‚Affektregulation – Online Lexikon für Psychologie und Pädagogik'. Online Lexikon für Psychologie und Pädagogik. [abgerufen am 10.04.2021 von https://lexikon.stangl.eu/7621/affektregulation]

Bibliografische Information der Deutschen Nationalbibliothek
Die Deutsche Nationalbibliothek verzeichnet diese Publikation in der Deutschen Nationalbibliografie; detaillierte bibliografische Daten sind im Internet über http://dnb.d-nb.de abrufbar.

Programmplanung: Sibylle Duelli
Produktplanung: Alke Rockmann
Übersetzung aus dem Amerikanischen:
Dagmar Rohde
Redaktion: Anne Bleick
Bildredaktion: Christoph Frick

Umschlaggestaltung und Layout:
CYCLUS · Visuelle Kommunikation, Stuttgart

Bildnachweis:
Umschlagmotiv und Bild S. 3: Anne Baier, Weimar
Autorinnenfoto: © deFOTOGRAF mönchengladbach

Zeichnungen: Anne Baier, Weimar

2., überarbeitete Auflage 2022

TRIAS Verlag in Georg Thieme Verlag KG
Rüdigerstraße 14, 70469 Stuttgart, Germany
www.trias-verlag.de

Printed in Germany

Satz: CYCLUS Media Produktion, Stuttgart
Druck: AZ Druck und Datentechnik GmbH, Kempten

ISBN 978-3-432-11434-7

Auch als E-Book erhältlich
eISBN (ePub) 978-3-432-11435-4

2 3 4 5 6